U0214142

中国生命关怀协会公众施救专业委员会培训指定用书

中国公众施救培训教程

主 编 王 仲

科 学 出 版 社
北 京

内 容 简 介

本书针对中国公众施救培训设计，是中国生命关怀协会公众施救专业委员会培训指定用书。全书分为五部分，共十三章。主要介绍院前急救的地位、作用、主要内容以及相关的法律、法规和医疗文件；心脏骤停、窒息、外伤患者院前急救方法；常见紧急症状的识别与现场救治以及中暑、电击伤、溺水等理化因素损伤的处理；生物致伤、生活中常见中毒、危化品中毒的院前急救方法；火灾、地震等灾害的避险原则。

本书由全国急诊医学领域的众多专家共同编写，借鉴了以美国AHA为代表的国际急救组织的现代理念，使得本书既有中国特色，又有国际高度，是一本理论性、实用性很强的公众普及教程。

本书适用于包括大专院校、公安消防、体育赛事、健康养老等心源性猝死和意外伤害高发的区域或机构的公众施救人员培训，也是一部培养和提升基层医生急救能力的教学和自学教程。

图书在版编目（CIP）数据

中国公众施救培训教程 / 王仲主编. —北京：科学出版社, 2019.9

中国生命关怀协会公众施救专业委员会培训指定用书

ISBN 978-7-03-062165-8

Ⅰ. ①中… Ⅱ. ①王… Ⅲ. ①急救—技术培训—教材②自救互救—技术培训—教材 Ⅳ. ①R459.7②X4

中国版本图书馆CIP数据核字（2019）第179068号

责任编辑：俞　佳 / 责任校对：张小霞

责任印制：肖　兴 / 封面设计：黄华斌

科学出版社 出版

北京东黄城根北街16号

邮政编码:100717

http://www.sciencep.com

北京汇瑞嘉合文化发展有限公司 印刷

科学出版社发行　各地新华书店经销

*

2019年9月第　一　版　开本：889 × 1194　1/16

2019年9月第一次印刷　印张：9　1/2

字数：246 000

定价：60.00元

（如有印装质量问题，我社负责调换）

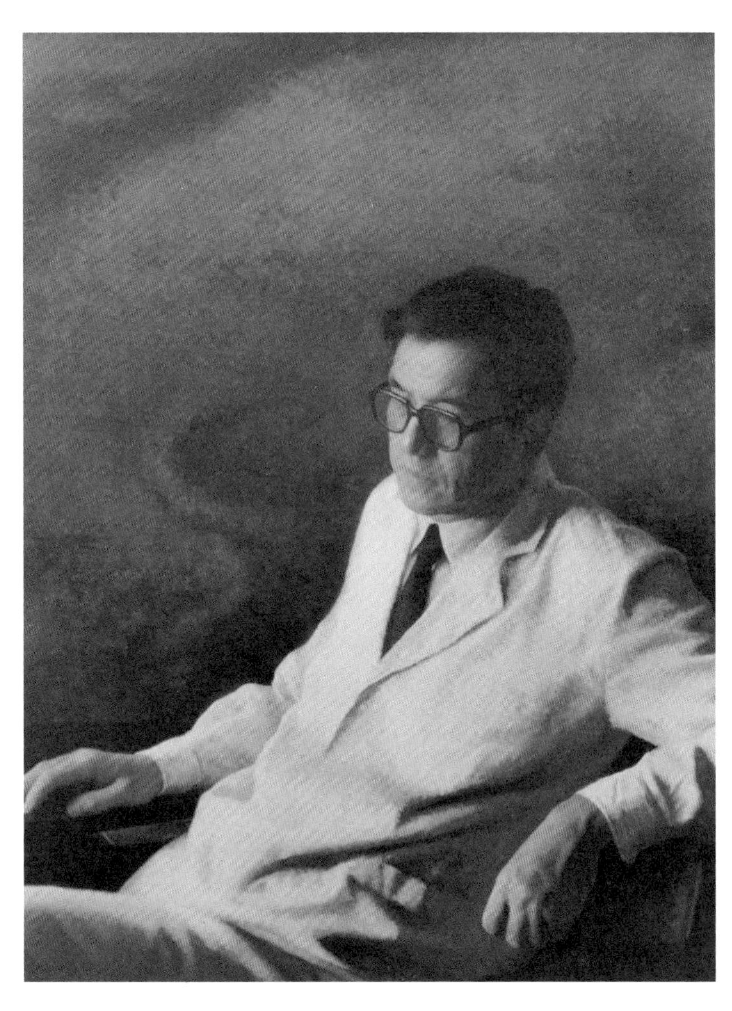

谨以此书献给中国急诊医学先驱邵孝鉷教授

《中国公众施救培训教程》指导委员会

（以姓氏汉语拼音为序）

杨蓉佳　甘肃省人民医院
杨正平　青海省人民医院
尹　文　空军军医大学西京医院
张剑锋　广西医科大学第二附属医院
张劲农　华中科技大学同济医学院附属协和医院
张劲松　江苏省人民医院
赵　敏　中国医科大学附属盛京医院

《中国公众施救培训教程》编写人员

主　　编　王　仲　清华大学附属北京清华长庚医院

副 主 编　刘业成　北京协和医院

　　　　　刘继海　北京协和医院

编　　者　（以姓氏汉语拼音为序）

邓　颖　哈尔滨医科大学附属第二医院

郭　玲　山东省危险化学品鲁南安全生产应急救援中心

菅向东　山东大学齐鲁医院

李海斌　清华大学附属北京清华长庚医院

李力卓　首都医科大学宣武医院

刘　耕　北京积水潭医院

刘红军　山东省危险化学品鲁南安全生产应急救援中心

刘亚华　中国人民解放军总医院第七医学中心

吕信鹏　哈尔滨医科大学附属第二医院

马　磊　北京首都机场医院

綦素霞　青岛大学附属青岛市立医院

钱传云　昆明医科大学第一附属医院

任怡荣　北京医院

任英莉　山东中医药大学

司君利　青岛大学附属青岛市立医院

宋凤麟　山西大医院

滕丽华　首都医科大学附属北京天坛医院

王　非　清华大学附属北京清华长庚医院

王境一　北京协和医院

袁　力　北京首都机场医院
曾赴云　北京首都机场医院
张会娟　清华大学附属北京清华长庚医院
张庆庆　清华大学附属北京清华长庚医院
张小梅　北京首都机场医院
赵　翠　承德医学院附属医院
朱海燕　中国人民解放军总医院
插图设计　张佳月

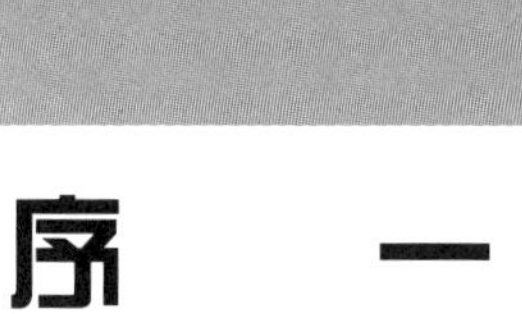

序 一

提起中国的急诊医学，不能不提到邵孝鉷教授、北京协和医院以及北京协和医院急诊科的医护工作者们。

1982年，受国家卫生部医政司的委托，邵孝鉷教授参加了在新加坡举办的亚太急诊医学年会，随后将急诊医学的概念引入中国，并提出三级综合医院组建急诊科的建议。这一建议得到了卫生部医政司的认同。由此，在全国掀起了组建独立急诊科的热潮。

从当时卫生部医政司发文《有条件的综合医院应当组建独立的急诊科》，到《急诊医学科建设纳入等级医院评审》，再到《急诊科建设与管理指南》以及《急诊科规范化流程建设标准》，都体现了医疗行政管理部门对急诊医学发展的重视。到目前为止，规模化、标准化的急诊科在各地建立起来了，医教研得到全面发展。北京协和医院急诊科作为全国急诊的领军者，培养了众多在全国有影响力的专家学者，对推动全国急诊医学的发展起到了重要作用。

以邵孝鉷教授为代表的北京协和医院急诊科同仁也致力于大众普及教育。1991年，邵孝鉷教授就在中国推行“第一目击者”的概念，并组织将美国第一版 *First Responder* 翻译成中文，作为普及教材。然而，由于种种原因，这项工作被搁置。

王仲教授牵头成立的中国生命关怀协会公众施救专业委员会是全国第一个以公众施救为目的的社会团体。该专业委员会旨在在社会各界普及心脏骤停、外伤紧急病症等急救与自救、常见高危疾病的识别与预防工作。这项工作无疑对防止意外伤害、提高抢救成功率具有重大的意义。

在全国各类心肺复苏培训中，有标准教程的尚少，多数直接引入国外的教材。在技术层面，这完全没有问题，但在法律层面、伦理层面以及常见意外的种类等内容方面，我国与西方国家存在较大的差异。该教程遵循国外相关技术的科学性、规范性，也融入了中国的人文、法规，必将是一部适宜于中国人的公众施救培训教程。

于宗河

2019年6月

序 二

王仲教授和我都是邵孝鉷教授的学生，属于第一批践行急诊医学理论与实践的年轻医生。如今我们都已经年过半百，从事急诊医学事业超过30年，成为急诊医学界的“老兵”。

急诊医学走过的30余年历程，是蓬勃发展的历程——拥有了自己的学术组织和行业组织，拥有了自己的建设标准和行为指南。目前急诊医学在全国各地发展迅速，人员过百、面积过万的急诊科比比皆是。急诊医学的技术发展也从早期的只负责复苏、一般急诊的应对，发展到了急诊重症监护室（EICU）建设、体外膜肺氧合（ECMO）用于心肺复苏等高精尖领域。

除了急诊医学自身的发展，急诊急救技术的普及也是急诊医学专业人员的任务之一。在美国、日本等发达国家，公众急救培训普及率可达10%～40%，而在我国，即使在“北上广”这样的发达城市，急救知识的普及率也相当低。由于急救工作的特殊性，时间是保证抢救成功的重要因素。有证据显示，经历过现场复苏的心脏骤停患者的抢救成功率明显高于没有经过现场复苏的患者，心脏电除颤每延迟1分钟，抢救成功率就会降低7%～10%。大出血和严重创伤的现场处置，对患者的死亡率和致残率有着显著的影响。因此，公众急救理念的宣导、急救知识的普及、急救技能的传授是急诊人的重要任务。近年来，北京120急救指挥中心、中国红十字会，以及各地区的医院、急救中心都开展了大量的公众培训，为我国公众急救事业做出重大贡献。但是，由于种种原因，目前我国现场急救的公众参与度还很低。其中原因之一是培训分散，缺乏全国性的统一认证体系。此外，还有公众的法律意识和伦理意识相对薄弱，培训实用性不强，以及培训普及率低等问题。

王仲教授牵头组建中国生命关怀协会公众施救专业委员会，通过对生命关怀和公众施救这两点入手，建立中国公众施救的培训体系和认证体系，对提高我国公众施救的参与度和施救质量起到了重要的作用。

本教程结合国际标准化的急救知识和技术，融合了中国现行的法律法规、人文伦理、特点习惯，可以作为中国公众施救培训的参考依据。

2019年6月

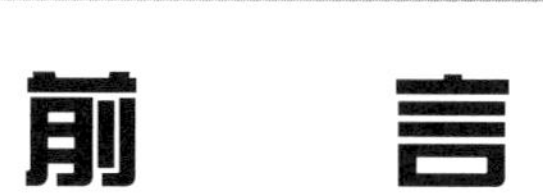

前言

33年前，我被北京协和医院急诊科主任的一番话吸引，步入了急诊医学的行列。他就是我的恩师邵孝鉷教授。他于1983年创建了中国最早的急诊科——北京协和医院急诊科。

邵孝鉷教授是中国现代急诊医学的开拓者，是将急诊医学的理念和体系引入中国的第一人，担任中华医学会急诊医学分会第一任和第二任主任委员。在医学院毕业面临确定自己专科方向的时候，我有幸见到了邵教授。40分钟的交谈中，专业问题谈的并不多，谈及更多的是杨振宁、李政道、诺贝尔奖。我清楚地记得他对我说："让我现在说清楚什么是急诊医学，我也说不出来，但我相信30年后你们会给出答案"。30多年过去了，我国急诊医学有了突飞猛进的发展，特别是在重症急性呼吸综合征（SARS）、地震等各种大型疫情和灾害事件发生之后，急诊医学专业成为灾害急救及日常应急不可或缺的一个医学专科。

虽然急诊医学专业有了长足的发展，但无论从政府的报告，还是学者的讲演中，人们都会注意到一个刺痛急诊人内心的数字——"发达国家心脏骤停抢救成功率可以达到17%~20%，而作为国内生产总值全球排名第二的中国，这个数字只有1%~2%"。是我们的设备不先进吗，还是我们医生的能力不强，或是我们的技术不够？显然都不是。

和其他医学学科不同，急诊医学（确切说应该叫紧急医学——Emergency Medicine），是一门以时间来界定的医学专科。"时间就是生命"这句话在急诊医学领域尤为适用。但是，当我们在公共场合发现一位伤病员时，常规的做法是将其送往医院，或者呼叫医生到达现场。无论我们如何做，在10分钟内都无法对患者采取有效的救助。很多意外，特别是心脏骤停、严重创伤致死事件都是以分钟来计算的。换言之，患者可能还没有进入医疗体系，就已经发生了生命危险。

因此，作为全球权威性的心肺复苏指南制定者，美国心脏协会（AHA）在指南中明确指出："（对于挽救生命）没有任何一种设备比把心肺复苏技术普及到社区更有效"。由此，我回想起当年邵教授带着我们将美国第一版 *First Responder* 翻译成中文的情景，期望在中国普及心肺复苏和创伤救护。但遗憾的是，书稿不幸丢失，恩师的心愿没能达成。

今天，心肺复苏培训在中国已经广泛开展，这主要依托于AHA、中国红十字会、医院及急救中心急诊人员的支持和奉献。目前我国还没有自己认可的教材、标准和认证。为此中国生命关怀协会公众施救专业委员会凝聚全国各地急诊医学专家和医生，在协会的架构下开展公众施救的普及培训，并组织撰写了此教程。

本教程结合国际相关指南以及中国急诊医学专家的经验和思考，组织有培训经验的急诊科医生以及公共卫生和灾害应对方面的专家进行撰写，并组织各省急诊医学专家学者成立专家委员会，对本教程内容进行斟酌把关。本教程将作为中国生命关怀协会公众施救专业委员会公众施救培训的参考用书。

本教程的出版得到了大量专业人士、学者、医生及其家属的支持和帮助，再次对大家的付出表示衷心的感谢！

2019年6月

第一部分　公众施救法规与伦理

第二部分　现场复苏与急救

第三部分　家庭及现场急症应对

第四部分　生物致伤及中毒

第五部分　常见灾害避险原则

第一部分　公众施救法规与伦理

第一章 公众施救的法规

培训目标：

1. 树立公众施救的法规意识
2. 了解国际公众施救法规的现状
3. 熟悉中国公众施救的相关法规

第一节 国际相关法规

现代心肺复苏技术的创始人彼得·沙法曾经说过："能为拯救他人生命而奉献自己的力量是一件多么庄严和崇高的事！"正因如此，近半个世纪以来，急诊（急救）医学（emergency medicine）的发展如此迅猛，包括中国在内的各国都建立了紧急医疗服务体系（EMSS）。急诊医学也成为医学领域的第23个专科，急诊医生成为专科医生。然而，国际红十字会与红新月会国际联合会（International Federation of Red Cross and Red Crescent Societies，IFRC）的统计数据显示，在意外伤害事故导致的死亡中，50%发生在事件发生的最初几分钟内，主要原因为重要器官损伤，而心脏骤停90%发生在医院以外。心脏骤停发生后，大脑在4分钟内开始死亡，抢救工作每延迟1分钟，患者生存机会就会减少7%～10%。因此，各国急诊医学专家的共识是：发生意外事件时"旁观者伸出援助之手，对受害者的存活至关重要"。

伸手助人在人性上似乎是理所当然的，但是，当关乎生死、关乎法律时，又常常使我们裹足不前。以美国、日本、德国为代表的发达国家公众施救发展起步较早，加之这些国家医疗资源相对丰富，他们的EMSS已经形成，并明确了"第一目击者—院前急救—院内急诊科"的元素链条。第一目击者（first responder）是链条中的第一个环节。他们关于公众施救观念、知识和技能是建立在坚实的法律法规基础上的，让施救者真正做到"我敢救、我能救、我会救"。《好撒玛利亚人法》（*Good Samaritan Laws*）是很多国家公众施救的法律基础，通过免除自愿救助者的责任，从而消除施救者的后顾之忧，进而鼓励旁观人群对伤患施以援助。此法规被广泛运用于英美法系的民事立法和判例中。全美各州以及加拿大、澳大利亚、欧洲等出台的《好撒玛利亚人法》虽然各有不同，但都是通过给予见义勇为者责任豁免权来推动本国民众的助人为乐、见义勇为行为。

1966年美国心脏协会开始提倡向公众普及心肺复苏术，1973年通过了《急救医疗服务体系法案》，建立了全美急救医疗网。迄今为止，美国部分地区公众基本急救技术普及率高达89.95%，立法要求在市政机构、大型公共场所、机场、赌场和学校等公共区域配置自动体外除颤器，为经过培训的非医疗专业人员现场急救提供技术上的支持。

世界各国在相应的《好撒玛利亚人法》制度下，公众施救的普及率大幅度升高。新加坡2016年修订了《旁观者急救指南》，其内容基于循证医学的方法详细阐述常见、突发急危重症如呼吸困难、胸痛、过敏、热损伤等以及各种意外创伤的处理。

培训要点：

1. 了解国际公众施救相关法规。
2. 认识公众施救是一种善行善举。

第二节　中国相关法规

党的十九大报告明确指出："人民健康是民族昌盛和国家富强的重要标志。"将人民健康提升到了前所未有的高度。挽救生命更是保障人民健康的重要举措。据调查我国心脏性猝死发生率为41.84/10万，每年发生心脏性猝死的人数约54.4万/年，其中以中年人居多，90%发生在家庭、公众场所等医院以外的区域。这种猝不及防的伤害影响的家庭人口超过数百万。有数据表明，相对于发达国家的复苏成功率，中国的心肺复苏成功率不足2%，即使在"北上广"这样的发达城市，其综合抢救成功率也只在2%左右。其中一个重要的原因就是患者在现场不能得到及时和正确的处理，甚至不能及时启动急救系统。由于种种原因，患者的急救在"等医生"的惶恐中错失良机。第一目击者"不敢救，不会救，不能救"成为困扰公众的社会难题。

随着"健康中国"理念的不断推进，我国公众急救相关法律法规也相继产生，并不断完善。

2013年出台的《深圳经济特区救助人权益保护规定》是全国首个保护救助人的专门法规，对深圳经济特区乃至全国产生了深远影响。2016年1月1日起正式实施的《杭州市院前医疗急救管理条例》第30条规定："鼓励经过培训取得合格证书、具备急救专业技能的公民对急、危、重伤病员按照操作规范实施紧急现场救护，其紧急现场救护行为受法律保护，不承担法律责任"。2017年3月1日实施的《北京市院前医疗急救服务条例》第44条规定："鼓励具备医疗急救专业技能的个人在急救人员到达前，对急、危、重患者实施紧急现场救护，其紧急现场救护行为受法律保护"。2017年10月1日起施行的《中华人民共和国民法总则》第184条规定："因自愿实施紧急救助行为造成受助人损害的，救助人不承担民事责任"。这一善意救助者责任豁免规则，被称作"中国好人法"，其目的是鼓励善意救助伤病的高尚行为，为公众参与施救提供了法律保障。

近年来，有关部门通过多种形式不断加大对院前急救知识的普及和宣传力度，以提高公众的院前自救互救水平。但目前公众急救培训效果与培训需求间仍有不小的差距。有调查显示，企业员工对心肺复苏、创伤急救等知识的知晓率均低于30%，公众心肺复苏（cardio pulmonary resuscitation，CPR）培训尚不足全国人口的1%，公众CPR实施率仅为0.2%～4.8%。公众在面对突发事件时暴露出避险、逃生、自救、互救知识与能力的不足，参与公众急救培训的总体力量仍十分薄弱，不能满足尽快实现全民普及化与规范化培训的需求。

培训要点：

1. 了解我国院外猝死发生的现状。
2. 了解我国各地都在大力推动公众施救免责法规的建设。
3. 了解我国已经推出民法总则第184条，为公众参与施救提供了法律保障。

第二章　公众施救伦理学

培训目标：

1. 了解生命神圣，公众施救高尚的观念
2. 了解患者有自主选择生与死的权利，掌握“知情同意”的概念
3. 掌握不接受复苏（DNR）和生前预嘱在公众施救中的作用和价值

第一节　生命伦理学

生命伦理学是伦理学的一个分支，是根据道德价值和原则对生命科学和卫生保健领域内的人类行为进行系统研究的学科。生命伦理学经历了生命神圣论、生命价值论、生命质量论的发展过程。通常看来，生命是无价的、是至上的。任何人都无法摆脱生老病死的客观规律。每个人都有可能发生意外，都希望在遇到危险时，能有人出手相助，所有人都有义务施救他人，但不是所有人都能够摆脱风险。随着生活质量的提高，医疗技术的发展，人的预期寿命也在延长。医疗资源的相对不足成为一个不可忽视的社会问题。救与不救不仅仅是公众面临的难点，也是医疗机构和医生面临的问题。从敬畏生命的角度出发，我们应该向每一个濒死的人或处于危险的人施救，但从个人感受、家庭负担、社会资源等角度考虑，让一个受癌性疼痛折磨的病人没有质量地延长生命似乎又是不人道的，特别是当患者已经出现不希望再延续生命的意愿的情况下。这就引出了另外一种伦理观念和行为——知情同意。

特别提示：

知情同意是法律要求，面对清醒的被施救者必须经过他本人的认可，同时也需要遵从病人利益最大化原则。

“知情同意”是指被施救者对于自己被采取的生命支持措施有知情权，只有在本人认可和同意后，其他人才可以对他实施抢救或帮助。对于心脏骤停患者，知情同意也是有效的。但是，一旦患者出现心脏骤停，他将无法表达其主观意愿。接受或不接受施救就成为施救者面临的难题：不救，违背生命至上的理念；施救，可能违背患者本人意愿。社会通行的原则被称为“患者利益最大化原则”，也就是说，在不能准确得到患者意愿的前提下，需要通过社会认知判断哪种方式对患者的利益是最大的。当面对一个心脏骤停的患者时，需要按照“生命神圣”的原则对患者伸出帮助之手，实施急救，除非得到“不接受复苏”的明确指示。

培训要点：

1. 了解公众施救的决策依据包括生命神圣论。
2. 了解知情同意在施救中的重要性。
3. 理解“患者利益最大化”的含义。

第二节　不接受复苏

针对第一节所述的是否施救在伦理上的矛盾，按照“知情同意”原则，西方国家提出了预先确定的、符合法律原则的急救伦理原则，即“Do Not Accept Resuscitation”或“Do Not Resuscitation，DNR（不接受复苏）”原则。1976 年 8 月，美国加州首先通过了《自然死亡法案》（*Natural Death Act*），允许不使用生命支持系统来延长不可治愈患者的临终过程，也就是允许患者依照自己的意愿选择自然死亡。此后，美国各州相继制订此法律，以保障患者医疗自主的权利。DNR 在美国、欧洲、日本、中国台湾等地已经得到认可。签署 DNR 的患者，不仅公众施救者不可以对其进行复苏，医院的医生也需要尊重患者的意愿，避免采取患者拒绝的操作和治疗。

特别提示：

患者有拒绝进行心肺复苏的权利，这不等于放弃生命，所有人都要尊重患者的自我选择。

DNR 的签署可以反映一些人的人生态度，其中也有某些宗教因素。因此在确定患者 DNR 后，一定要尊重患者的个人选择，除非患者改变主意。DNR 常常会在某些情况下被改变，如患者在濒死时，突然对生的欲望增强，或者虽然对生死的态度没有改变，但还希望见到某些亲人，或者对死亡出现恐惧时。患者任何情况下改变主意，我们都需要遵从患者的意愿，并按照“患者利益最大化”原则进行施救。

培训要点：

1. 了解 DNR 的含义。
2. 了解 DNR 可以被被施救者改变。

第三节　生前预嘱

在我国，2013 年 6 月 25 日“北京生前预嘱推广协会（LWPA）”成立，陈小鲁先生任协会会长、理事长，胡定旭先生任专家委员会主席，35 名理事和 22 名专家委员会委员来自社会各界，开始了中国“生前预嘱”的推广工作，并提出“尊严死”（death with dignity）的理念。随着中国社会经济的发展和人们对生命质量日益重视，这种在临终时保持应有尊严的理念已经逐步深入人心。通过填写“生前预嘱”（living will），使人们根据个人意愿自主选择在临终时是否使用人工呼吸、心脏按压、呼吸机等人工生命支持系统的办法，是遵从自然规律和体现生活和谐的主张。帮助临终者实现符合本人意愿的“尊严死”，是对生命的最大尊重。2010 年至 2013 年，在全国人民代表大会和全国政协会议上，多位代表提出在中国法律环境下推广生前预嘱和建立政府指导下的生前预嘱注册中心的提案。

特别提示：

生前预嘱是指人们在健康或意识清楚时签署的，说明在不可治愈的伤病末期或临终时接受或不接受哪种医疗护理的指示文件。

“尊严死”不等于“安乐死”。在生命最后一段时间有生命的自主权是对生命的尊重。安乐死常常需要人为地缩短生命，这在伦理和法律上是不允许的。

培训要点：

1. 了解生前预嘱的含义。
2. 理解“尊严死”的意义。

第二部分 现场复苏与急救

第三章 现场安全与施救

培训目标：

1. 熟悉现场救助的意义和重要性
2. 掌握现场安全判断的重要性以及现场判断的方法
3. 掌握如何启动紧急医疗服务系统（EMSS）

第一节 何时施救

意外伤害包括疾病发作、外伤、灾害事故等，常常发生在公共场所。此时，如果现场人员能够掌握一些自救互救知识，就会大大降低致残和致死的可能性。在大多数情况下，发病者或受伤者常常无力自救，此时就需要家人、路人伸出援助之手，这就是我们所说的“公众施救”。

如何发现被救援的人员，施救到什么程度，这些都是我们需要探讨的问题。近年来，社会上出现了“扶不扶”的现象，这是有人恶意“倒地”进行讹诈造成的恶劣影响。这种怪现象导致许多人丧失了被救援的机会，造成生命和生理功能的丧失。

施救不仅限于心肺复苏。事实上大多数人一生中都没有遇到过心脏骤停的患者，但可能会遇到有人晕倒，有人被划伤，有人在高温环境中虚脱，有人突然出现胸痛、腹痛等情况，此时都可以进行帮助。

特别提示：

公众施救是公众爱心的表现，不属于医疗行为。

培训要点：

1. 了解公众施救不属于医疗专业行为，是公众爱心的体现。
2. 了解任何情况下，只要有人出现跌倒、晕厥、胸痛等异常情况，都可能需要进行救助，而不仅仅局限于心肺复苏。

第二节 施救做什么

施救是公益行为，是爱心的体现。如果被施救者是清醒的，需要征求患者的意愿——是否愿意接受你的帮助，以及你能帮助到什么程度。也许他需要你帮助搀扶一下，也许需要你帮助打电话联系家人，也可能请你帮助进行止血、包扎或呼叫“120”（“999”）。当一个人突发倒地，无法进行沟通时，首先要判断他是否出现了心脏骤停。如果判断未出现心脏骤停，是一个昏迷患者，需要做的包括让患者脱离危险环境，如电击伤或溺水；将患者摆放在昏迷体位（详见第八章第五节），防止出现误吸；启动紧急医疗服务（呼叫“120”），并等待专业人员到达。如果患者被判断为心脏骤停，需要启动心肺复苏。但值得注意的是，无论在国内还是国外，都在推行患者对心肺复苏以及抢救的“患者自主原则”，也就是说，患者对自己出现心脏骤停等意外时，是否接受复苏有自己的事先选择——生前预嘱。

特别提示：

公众施救不仅仅限于心肺复苏，有时搀扶一下、打一个电话都是救护的一个举动。

在美国，推行不接受复苏（Do Not Accept Resuscitation，DNR）告知制度，也就是生前预嘱。如果在患者身上见到这样的标识或证件，或者我们见到患者时他是清醒的，明确告知你他“不接受心肺复苏”（此时，我们必须有明确的证据），我们可以不对患者进行心肺复苏。但如果不能得到这样的明确指示，我们要采取“患者利益最大化”的原则，即对所有患者以“提高抢救成功率以及减少致残”为原则进行施救。

特别提示：

在中国生前预嘱工作尚未普及，我们不应当为了寻找患者的生前预嘱而延误抢救。

培训要点：

1. 对清醒患者要询问患者的诉求，按照患者的诉求提供帮助。
2. 对不清醒患者要遵循“患者利益最大化”原则。
3. 对明确的 DNR 患者不应该进行心肺复苏。

第三节 判断现场安全

“在进行施救前要判断现场的安全”，这是公众施救的一条铁律。比如在飞机上，如果出现“机舱失压，要自己先戴上氧气面罩再去帮助其他人”，尽管需要帮助的常常是你的父母或孩子，但如果你因为缺氧而丧失能力，将不可能对任何人提供帮助。现场安全指现场不会对受伤者或施救者造成新的伤害。不安全的现场如受到电击伤者电源未切断；溺水者在水中，而施救者不会游泳或在水中施救；火灾现场伤者身边有明火，进入现场可能会被烧伤；有人落入粪坑（沼气池）而施救者没有呼吸保护措施，如此种种情况下，不要盲目进行施救（图 3-1）。我们需要科学、客观地对待施救。首先需要努力实现现场安全，如切断电源或用干木棍挑开电线；用沾湿的棉被裹在身上再去救被火围困的人员（限于火势发展阶段）；用多层湿毛巾覆盖口鼻再接近落入粪坑的受害者等。这样既可以最大程度地保证自身安全，也可以尽最大努力实现对伤病者的救护。

特别提示：

保证现场安全不是一个口号，而是切实的行动。安全既包括保证被救者的安全，也包括保证施救者的安全。尽可能不要因为施救而造成自身伤害。

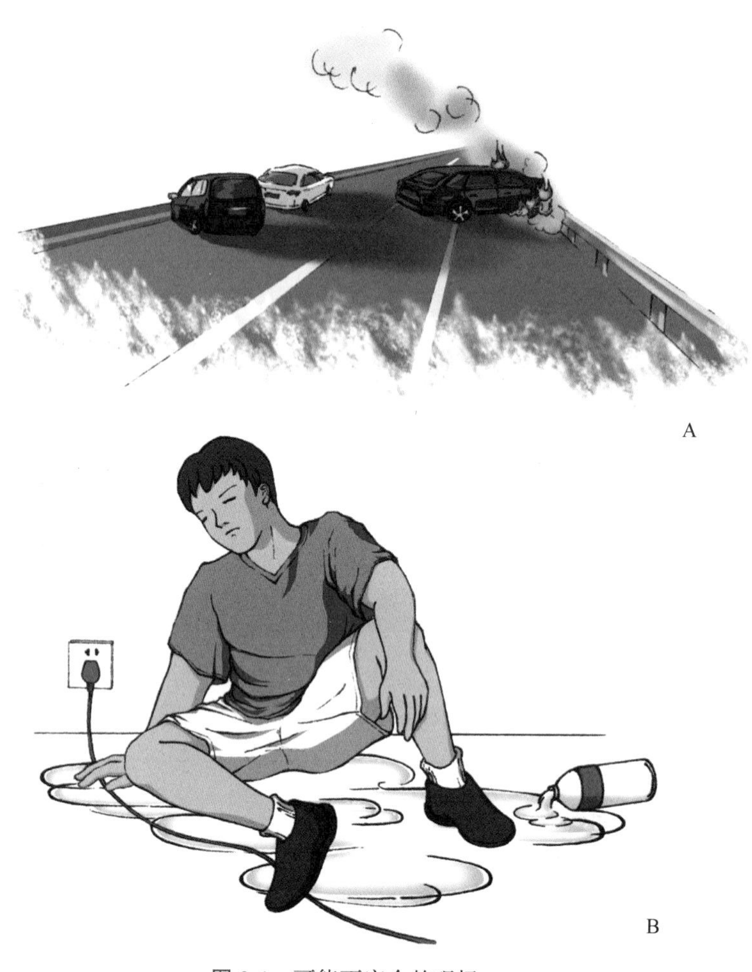

A

B

图 3-1　可能不安全的现场

A. 发生车祸的相关高速路路段；B. 电击伤者电源未切断

可能不安全的现场还包括：发生车祸的相关高速路路段、地震后的建筑物、可能爆炸的区域等都被视为高危场所等。在这些场所如何进行施救是一个复杂的问题。但有一点是确定的，必须把患者转移到安全的区域，如高速路的隔离带外，至少要转移到路旁，并在一定区域外安放明显的标识；地震场所要把患者立即转移到倒塌建筑、高空坠物或爆炸能量无法涉及的区域。

培训要点：

1. 充分理解现场安全的重要性，不仅包括被救者的安全，也包括施救者的安全。
2. 能够了解现场安全的要点以及常见的不安全情况。
3. 认识创造安全现场也是施救者的重要任务之一。

第四节　现场应用的辅助物品及设施

意外可能随时发生，且情况多种多样，小到脚扭伤，大到心脏骤停。在施救过程中可能需要各种物品或设备，如出血患者需要止血带，骨折患者需要夹板，中暑患者需要降温毯，低体温患者需要升温设备，以及心脏骤停患者需要 AED 等。有些设备可以用其他物品替代。和其他发达国家一样，我国正在推行公众场所急救设备的配置，特别是 AED 的配置。但是，在大多数情况下仍无法及时获取急救设备，包括止血、包扎、固定设备，以及心肺复苏的相应设备。我们可以学着使用日常生活的物品因地制宜地创造施救条件，如头巾、桌布可以代替三角巾；腰带可以代替止血带；手帕、纸巾可以代替敷料；树枝、木板、竹饭铲可以代替夹板等（图 3-2）。

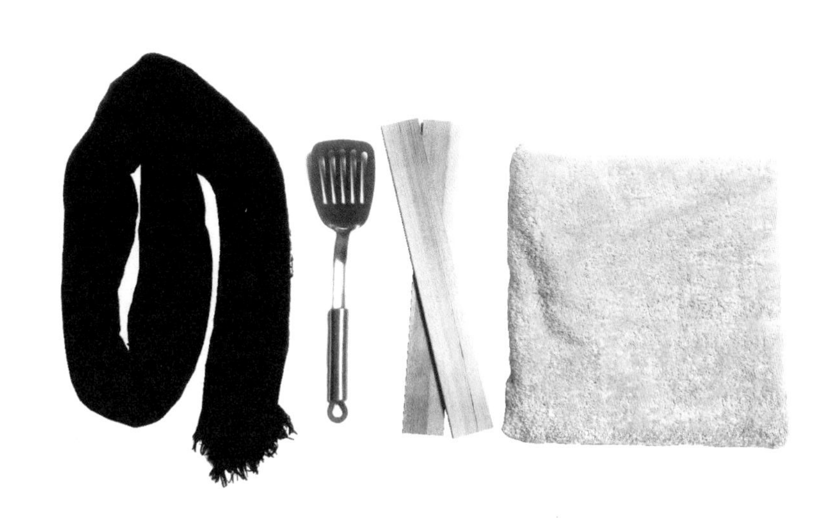

图 3-2　可用于替代专业急救物品的日常生活用品

特别提示：

公众施救可能需要用现场能够获取的物品替代专业急救物品。

培训要点：

1. 公众施救是随时发生的。
2. 公众施救的内容是多种多样的。
3. 通常没有机会立即得到专业人员和设备支持，需要因地制宜。

第五节　如何拨打急救电话

我国通用的急救电话是“120”，但各地可能还有其他被认可的急救电话，如“999”、“96999”、“51999”等，需要掌握当地的急救电话，以便需要施救时及时启动紧急医疗服务体系。

一、需要拨打急救求助的情况

特别提示：

全国通用急救电话“120”，各地可能有其他不同的电话。

当确定患者需要专业人员介入，需要使用具有医疗设备的车辆运送，或有平卧运送需求时，可以启用紧急医疗服务体系，这时需要拨打急救电话。此外，在进行心肺复苏时，也可以呼叫急救电话以便得到专业人员的远程复苏指导。

下列情况需要拨打急救电话求助：

1. 突发公共事件，如自然灾害、事故灾害等，出现群体性人员健康和生命遭受威胁或损害时。

2. 个体发生心脏骤停、昏迷、骨折、明显出血性外伤、吐血或咯血、任何意识不清或活动不便的意外等。

3. 自己发生疾病或外伤，不能确定病情和危险性时，也应当及时拨打急救电话。

二、拨打急救电话求助的要点

拨打急救电话是启动“紧急医疗服务体系”的标志，说明患者需要专业急救人员的介入以及专业急救运输。拨打急救电话时，应当将下列问题交代清楚，以便紧急医疗服务机构合理安排人员、设备和车辆，避免延误抢救时机。

1. 拨打当地有效的医疗急救电话号码，如果不能确定，请尝试“120”。

2. 接通电话后，清晰、详细地通报发生事件，如 1 个人晕倒、5 个人车祸伤、3 个人触电等，并按照调度的要求回答相关问题。

3. 如果是伤病者本人拨打急救电话，应当以最快速度告知病情（包括自己继往重要疾病），同时告知所在位置，最好能够告知一个可以联系到的亲人电话，以免疾病严重后无法与急救人员联系。

4. 如果了解患者的情况，可以通报患者的姓名、性别、年龄、病情、住址（包括区、街道、门牌号或乡、镇、村）以及周围明显标记（建筑物、单位）和通往现场的最佳道路等。

5. 努力听清急救调度人员的答复内容，约定好接车地点，并派人等候，为救护车引路，以免耽误时间。

6. 一定要等“120”受理人员先挂断电话后再放下电话，并保证电话通畅，铃声打开，防止与急救人员失联。

特别提示：

保证急救中心调度人员清楚发生了什么，需要安排什么样的人员、设备、车辆，以及安排人员、车辆的数量，这是拨打电话的重点。保证急救人员能够和你保持联系。

培训要点：

1. 掌握拨打急救电话的目的。
2. 牢记全国通用急救电话“120”。
3. 清楚在不同地区可能有不同的急救电话。
4. 掌握在什么情况下需要呼叫急救电话。
5. 掌握自己呼叫急救电话与帮人呼叫急救电话时的通报重点。

第四章　心脏骤停与心肺复苏

学习目标：

1. 掌握心肺复苏开始的指征
2. 掌握心肺复苏的规范化操作
3. 掌握自动体外除颤器的使用
4. 了解心肺复苏成功与否的初步判断

第一节　心脏骤停的表现与心肺复苏的意义

“时间就是生命”，争取时间可以挽救患者的生命。当一个人出现心脏骤停时，可能出现下述表现：

心脏骤停 3 秒 ——黑朦 ：表现为眼前发黑，视物模糊（图 4-1）。

心脏骤停 5 ~ 10 秒——晕厥 ：患者感觉站立不稳，跌倒。

心脏骤停 15 秒 ——意识丧失 ：患者失去知觉，可能伴有大小便失禁（图 4-2）。

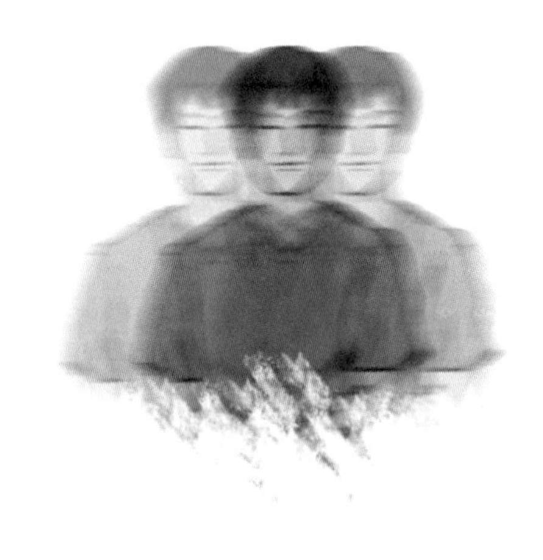

图 4-1　心脏骤停出现眼前发黑

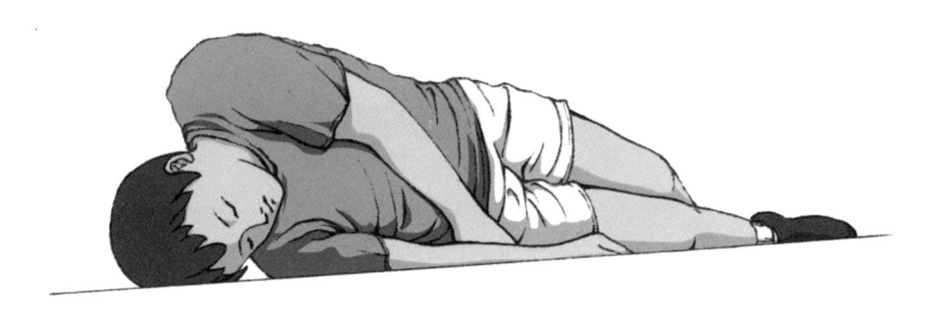

图 4-2　心脏骤停后患者意识丧失

心脏骤停 45 秒——呼吸停止。

心脏骤停 1 ～ 2 分钟——瞳孔散大、固定（图 4-3）。

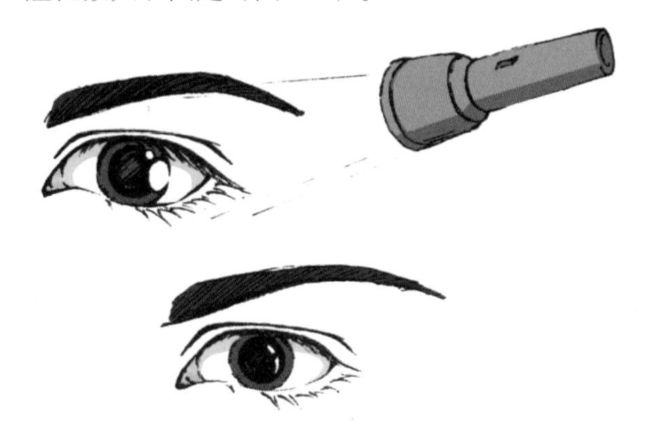

图 4-3 心脏骤停出现瞳孔散大、固定

心脏骤停 4 ～ 5 分钟——大脑细胞不可逆损害：出现细胞死亡，而且不能恢复（图 4-4）。

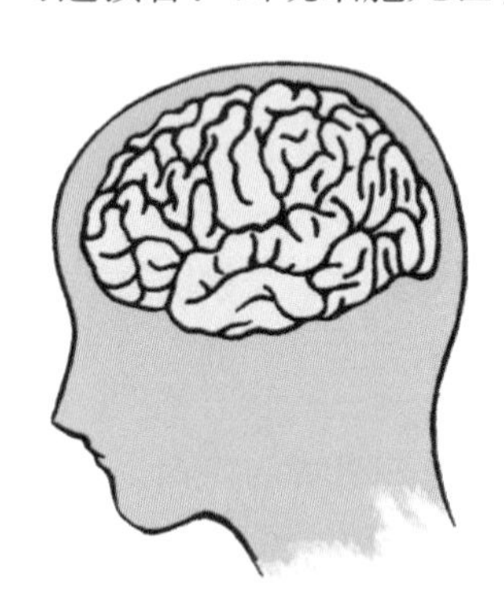

图 4-4 心脏骤停最关键在于大脑不可逆损伤

特别提示：

争分夺秒，黄金 4 分钟。

实践证明：4 分钟内开始心肺复苏者，50% 的患者可以被救活；4 ～ 6 分钟内开始心肺复苏者，10% 的患者可以被救活；超过 6 分钟开始者，存活率仅 4%；超过 10 分钟开始心肺复苏，几乎无法被救活。

因此，当发现没有反应（意识丧失、运动和声音消失）的患者时，应当立即呼救，并启动急救反应系统，尽快取得自动体外除颤器（AED）。对于目击倒地（看到患者从清醒到倒地的过程）的成人心脏骤停，应尽快实施心肺复苏，尽早实施体外电除颤。若成人非目击倒地，但被发现心跳停止，或者无法立即取得 AED 时，应该在他人前往获取以及准备 AED 间期持续进行心肺复苏，待设备可供使用后尽快进行除颤。

心肺复苏技术可以概括为判断心跳是否停止，用人工的方法替代患者的心跳和呼吸，尽快采取恢复心跳措施，具体包括：呼叫、呼救，判断呼吸、脉搏，心脏按压，开放气道，人工通气，体外电除颤以及替代手法等。简单记忆可以用八个字表述，即叫、喊、看、压、抬、吹、打、提。

复苏歌

有人倒地叫不起，立即喊人拿“神”器。

看看胸部无起伏，十指交叉压胸壁。

提起下颏通气道，含住嘴巴吹“仙”气。

除颤到了立即打，胸部不宜用“腹提”。

简单地说，心肺复苏是针对可能有心脏骤停的患者采取的抢救措施。因此，只要怀疑有心脏骤停的可能，都应当立即采取行动，具体操作见后文。值得注意的是，当得到明确的患者“不接受复苏（DNR）”的指示、医嘱或相关法律文件时，不进行心肺复苏。

特别提示：

公众开始心肺复苏，一定要持续到专业人员到达现场进行判断，不可以中途停止复苏。

培训要点：

1. 掌握心脏骤停的后果及心肺复苏黄金4分钟的意义。
2. 了解心肺复苏所包含的技术。
3. 掌握心肺复苏的实施对象。
4. 掌握不进行心肺复苏的情况。

第二节　判断反应

一、判断方法与判断标准

施救人员的第一个任务就是识别倒地者是否有心脏骤停的可能性，首先应该判断患者是否有“反应丧失”。

所谓“反应”就是患者的神经功能活动的表现，通常表现为三个方面：眼睛（包括眼睑及眼球）运动、肢体或躯干活动以及声音（包括呻吟或语言）。上述任何方面有表现，均被认定患者有反应。施救人员需要在10秒内判断患者有无反应（4-5）。

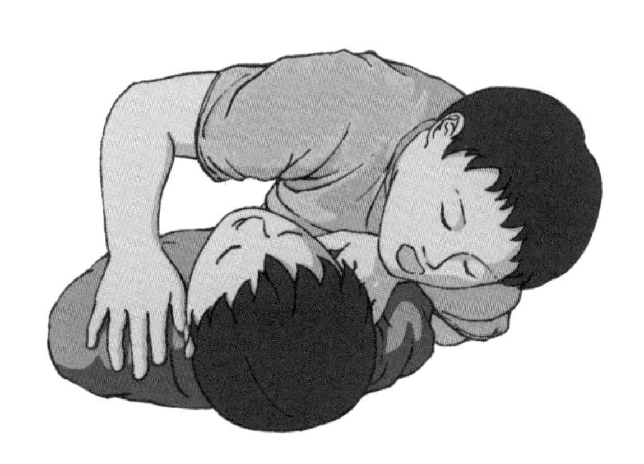

图 4-5　判断反应

（一）判断方法

施救者拍打患者双侧肩部，大声在患者两侧耳边呼叫患者“先生 / 女士，您怎么了？”

（二）判断标准

1. 有下列情况之一，可以判定患者有反应

（1）患者有声音（包括呻吟、语言等）。

（2）肢体或躯干有活动。

（3）有眼部运动（睁眼、眨眼、眼球运动）。

2. 无反应

上述情况都没有出现。

二、有反应和无反应患者的处理

1. 有反应患者：有反应的倒地患者可能发生的情况包括跌倒、晕厥、浅昏迷等，这时呼叫他，可能出现不同程度的反应。任何有反应的患者都可以确定没有发生心脏骤停。可能是由于一时广泛性脑供血不足所致的短暂意识丧失状态，发作时患者因肌张力消失不能保持正常姿势而倒地。此时需要关注患者是否有其他基础病，以及是否有摔伤。必要时，帮助患者寻求医疗支援（呼叫“120”救援等）。

2. 无反应患者：对任何无反应患者应当假设出现心脏骤停，必须立即呼救，并喊人尽快取来自动体外除颤器（AED）。立即开始心肺复苏。

特别提示：

任何有反应患者都应当被确定为没有发生心脏骤停。

培训要点：

1. 掌握判断反应的方法。
2. 掌握如何识别有无反应。
3. 掌握有反应与无反应的不同处置方式。

第三节　呼救

一、呼救时机与目的

对于任何倒地后无反应的患者，我们都应该假设出现了心脏骤停，因此呼救（喊人）是非常重要的。一方面，我们需要立即启动“紧急医疗服务体系”（“120”或“999”系统），使专业人员能够迅速到达现场。另一方面，我们需要有人帮助，并尽快取得相应的抢救设备，如 AED。

特别提示：

呼救目的是请求人员帮助并携带除颤设备。

成人出现心脏骤停主要是因为心室肌出现颤动，收缩不协调，此时除颤是最有效的方法。除颤每延迟 1 分钟，抢救成功率下降 7% ~ 10%。

二、呼救时需要通报的事项

如果现场无其他人，当发现患者没有反应时，应立即拨打当地急救电话（“120”或“999”等）。如果有其他人在场，你可以继续处理患者，同时请其他人拨打急救电话。需要注意的是，最好能够指定现场的人员，以确保有人帮助你进行呼救。

通报的内容应当包括：患者大致年龄、性别、事发地点、现场附近显著的地标、患者目前情况等，在得到调度员提示和确认后挂断电话。要持续保持电话畅通并随时关注。

在救护车没到之前，施救者下一步要检查患者的呼吸、脉搏等生命体征，进一步判断患者是否发生心脏骤停。

培训要点：

1. 掌握呼救的时机与目的。
2. 掌握有旁观者及无旁观者时呼救的不同方式。
3. 掌握呼救的内容。

第四节　呼吸与脉搏判断

一、呼吸判断方法及判断标准

呼吸与脉搏可以同时判断，判断时间不超过 10 秒。如果不怀疑患者有颈椎损伤，在判断呼吸时可以将患者头后仰（见第六节“开放气道”），同时观察患者的胸部是否有起伏、口鼻是否有气体进出（图 4-6）。

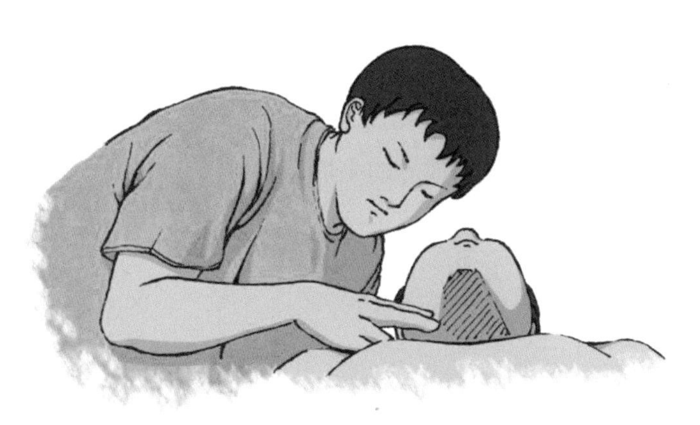

图 4-6　判断呼吸与脉搏

1. 无呼吸：患者胸部没有起伏，口鼻无气体出入。需要注意的是，“捯气”时虽然患者口部或下颌部有间断活动，但气体无法进入患者气道内，也应当视为无呼吸。

2. 有呼吸：胸部有起伏或能够明确感知患者有气体吸入、呼出。

二、脉搏判断方法及判断标准

1. 判断方法：成人脉搏判断一般选择颈动脉，1 岁以下婴儿可以选择肱动脉。

2. 颈动脉位置确定：一手示指和中指并拢，置于患者喉结的位置，向施救者同侧滑移 2 ~ 3cm，可以触及肌肉内侧缘凹陷，此处即为颈动脉位置。

3. 检查脉搏的时间应为 5 ~ 10 秒（不超过 10 秒），判断时可以默数 1001、1002、1003……1010，以相对客观地估计时间。如该时间内没有明确触摸到脉搏则默认为没有脉搏。

4. 判断标准：可以触及脉搏搏动，则判断为有心脏跳动；不能确定有搏动，则视为心跳停止。

特别提示：

公众施救者原则上不要求检查脉搏，只要无反应同时没有呼吸，即可以开始心肺复苏。

培训要点：

1. 掌握判断呼吸的方法及有无呼吸的标准。
2. 掌握判断脉搏的方法及有无脉搏的标准。
3. 了解不同年龄患者判断脉搏的位置不同。

第五节　胸外心脏按压

一、心脏按压的动作要领

1. 胸部按压部位：胸骨下段，两乳头连线中点。

特别提示：

选择两乳头连线中点的目的是保证按压在胸正中的胸骨上，而不是在肋骨上；胸骨下端能保证按压有最大的活动度，保证胸腔内的压力变化。

2. 按压方法：双手叠加，十指交叉，上面手的手指屈曲，下面手的手指伸直，上臂伸直，腕、肘、肩关节不要屈曲，并处于同一个直线上，垂直向下按压。用下面手的掌根部位按压患者胸骨下段的按压部位，手指不与胸壁接触，避免用整个手掌按压（图 4-7）。

3. 按压频率与深度：按压频率 100 ~ 120 次 / 分；按压深度 5 ~ 6cm。

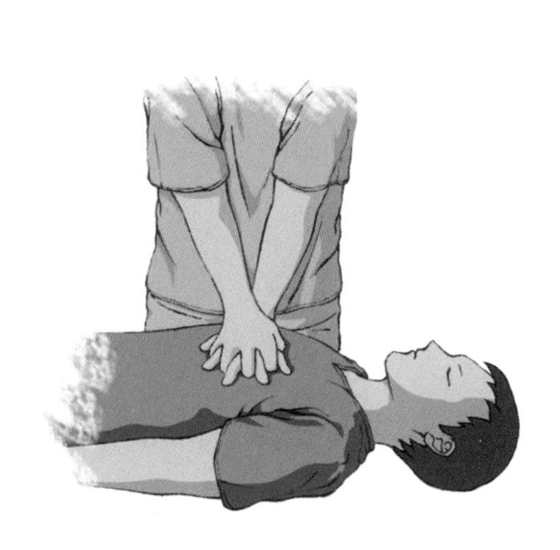
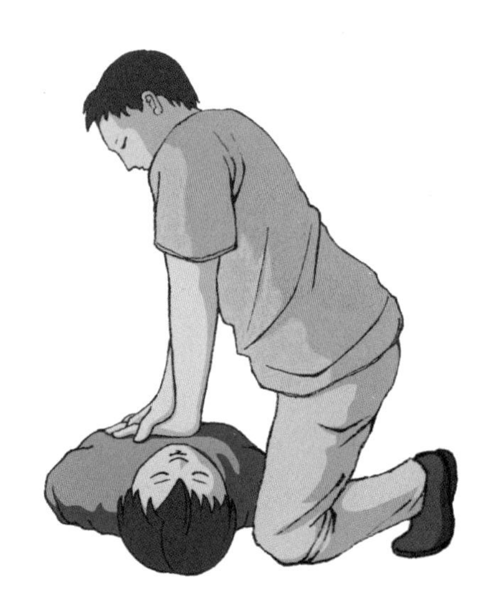

图 4-7　心脏按压手法

二、胸外心脏按压注意事项

高质量胸外心脏按压的目的是保证按压过程中心脏能达到最大的射血量，并最大程度防止被救者的损伤。为实现高质量胸外心脏按压，要注意以下几点：

1. 手掌不要离开胸壁，避免冲击按压。
2. 上肢不要弯曲，保证每次按压后胸部充分回弹。
3. 尽可能减少按压的中断，双人按压时，每 2 分钟换人按压，换人过程迅速，时间小于 10 秒。

培训要点：

1. 掌握胸外按压的正确位置。
2. 掌握正确的按压手法，牢记避免用全手掌按压患者胸廓。
3. 掌握高质量胸外按压要点。

第六节　开放气道与人工通气

一、开放气道

（一）开放气道动作要领

1. 仰头抬颏法：用一只手的掌根部置于患者前额，向后下轻轻按压；另外一只手的示指和中指并拢置于患者下颏的骨性部分，向前上方抬起，使患者的头部向后仰，上下齿处于接近咬合状态。这种方法可用于大部分复苏抢救（图 4-8）。

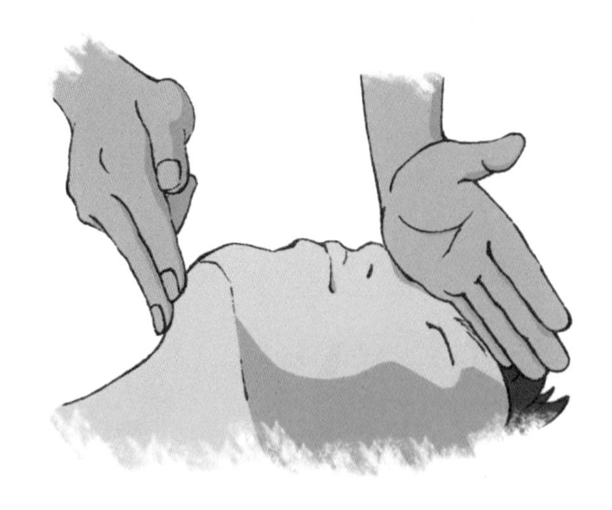

图 4-8 仰头抬颏法开放气道

2. 下颌推举法：用于高度怀疑有颈椎损伤患者的抢救。施救者位于患者的头侧，双手示指、中指及无名指置于患者的双侧下颌角，在保证头部不动的情况下将下颌向上推，使患者气道开放。

（二）开放气道注意事项

1. 如果发现口腔中有异物，应当立即予以清除。不能因为“寻找异物”而延迟抢救。

2. 研究显示，即使是遭受钝性损伤的患者，绝大多数也不存在颈椎损伤，因此常规抢救开放气道时可以采用仰头抬颏法，而不是下颌推举法。

二、人工通气

人工通气是保证患者呼吸的重要手段，按照为患者提供呼吸的部位，可分为口对口人工通气、口对鼻人工通气和口对造口人工通气。通气量没有明确界定，只要能够见到患者胸部有明确的起伏即可。

（一）人工通气动作要领

1. 口对口人工通气：在保持气道开放的情况下，施救者用按压前额手的拇指与示指捏住（紧）患者的鼻翼。正常吸入一口气，用口包住患者的口，保证不漏气的情况下，缓慢吹气（1 秒以上）。吹气同时，观看患者胸廓是否有起伏；吹气完毕后，将口从患者处移开同时手松开患者的鼻翼，使之呼气（图 4-9）。

2. 口对鼻人工通气：用仰头抬颏法保持气道通畅，同时抬举下颏的两手指适当用力，将患者口唇闭合。施救者吸气后，双唇包住伤员鼻部同上法吹气。呼气时使伤者的口张开，以利于气体排出（图 4-10）。

3. 口对造口人工通气：适用于有气管切开造口的患者。此时，适当将患者下颏上抬，使我们可以对造口吹起，捏住鼻翼并关闭口唇，使之不漏气。施救者用口含住患者的造口并吹气。其他操作同上述方法（图 4-11）。

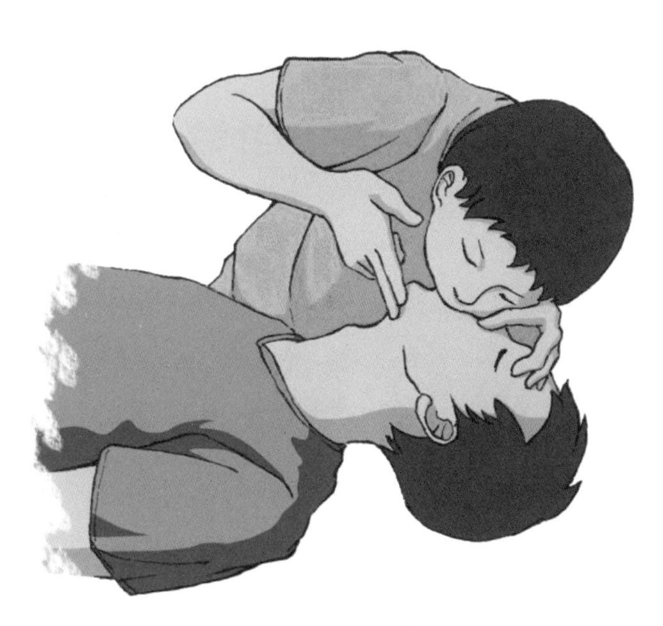

图 4-9　口对口人工通气

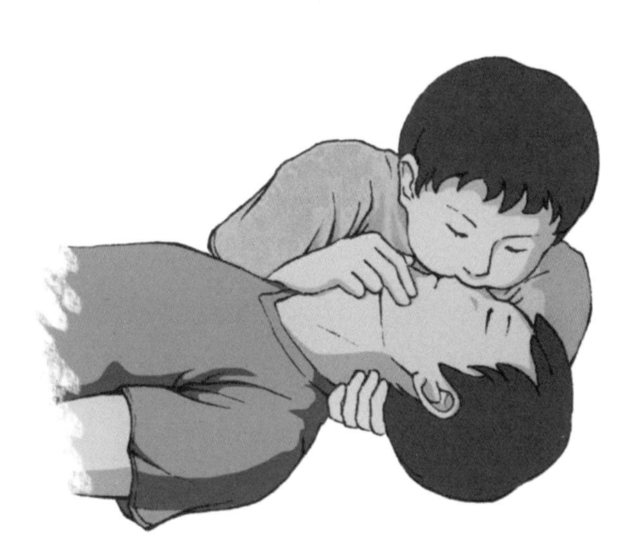

图 4-10　口对鼻人工通气

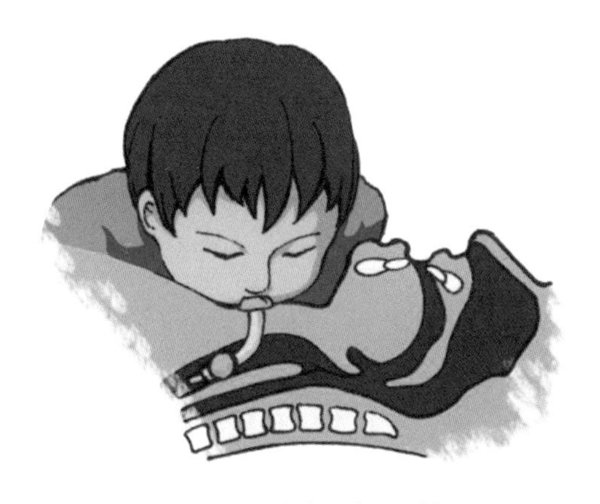

图 4-11　口对造口人工通气

4. 球囊面罩人工通气：急救现场最常用的辅助通气设备为球囊面罩或简易呼吸器。单人操作时，施救者位于患者的头顶侧，打开气道，一手中指、无名指和小指置于患者下颌部，托起下颌，示指和拇指置于面罩上，固定住面罩，两组手指相向用力，将面罩紧密置于患者面部；另一手挤压球囊（可用手指挤压或手掌挤压）（图 4-12）。双人操作时，一人双手持面罩，保持气道开放，另一人用双手挤压球囊，通气效果更好（图 4-13）。

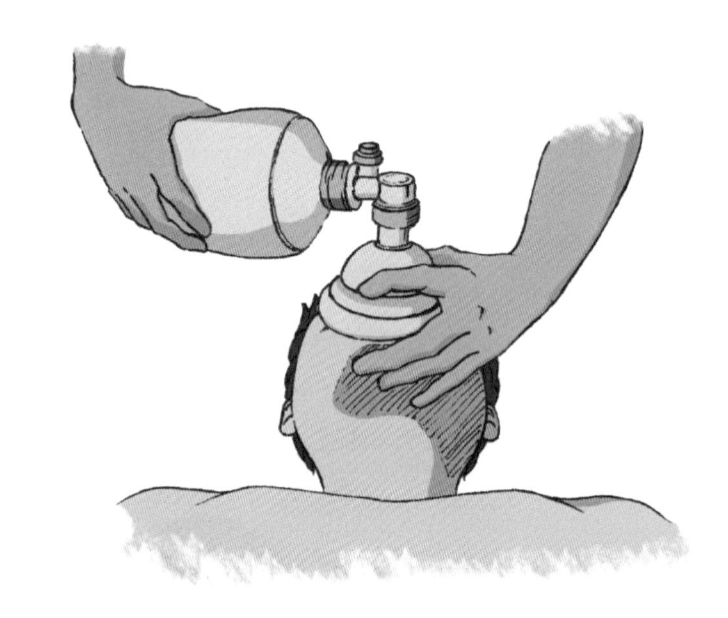

图 4-12 单人球囊面罩通气

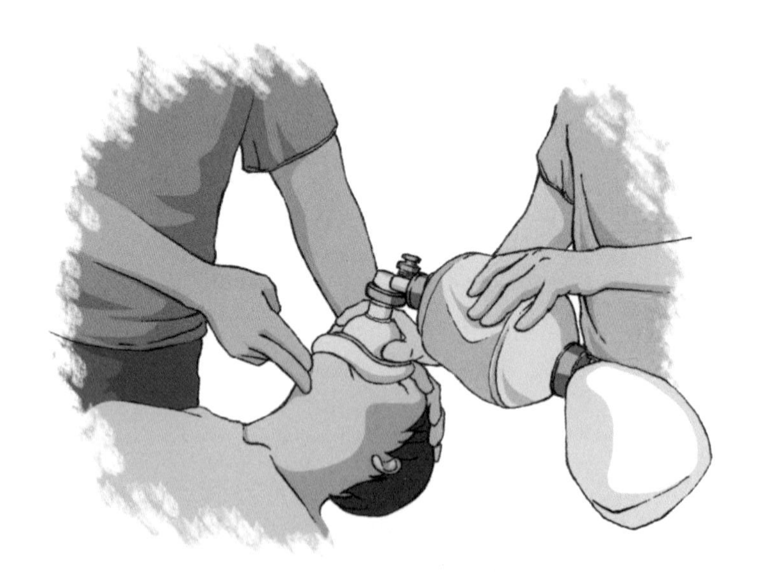

图 4-13 双人球囊面罩通气

（二）人工通气注意事项

1. 在整个通气过程中要保持呼吸道通畅，并避免漏气。
2. 无论使用何种方法通气，避免过度用力或通气过快，每次通气时间应 >1 秒。
3. 吹气后一定将患者口鼻或造口放开，以利于呼气。

4. 无论出于何种原因，施救者不愿意或不能实施人工通气，可对复苏患者进行单纯持续心脏胸外按压。

（三）人工通气的防污染器材

出于对施救者的保护，有很多人工通气防污染装置被开发出来。这些装置通常是人工呼吸膜或带单向阀的心肺复苏（CPR）呼吸面罩（图 4-14），避免患者的呼气传向施救者，使人工呼吸更卫生、安全。另外装置中的隔水滤膜，也能防止患者和施救者的唾液渗透到对方。

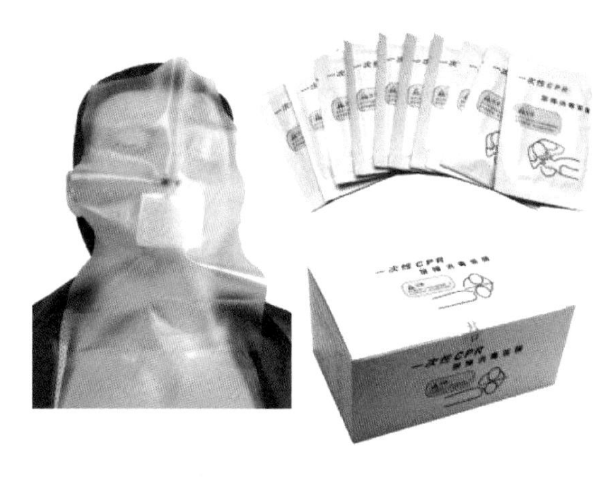

图 4-14　人工呼吸膜与 CPR 呼吸面罩

特别提示：

在人工通气时，一定要保证气道开放，通气量以能够保证胸廓起伏为标准。

培训要点：

1. 掌握仰头抬颏开放气道法，了解下颌推举开放气道法。
2. 熟悉清理口腔异物的时机和方法。
3. 掌握口对口人工通气方式，了解其他人工通气方式。
4. 了解其他人工通气器材。

第七节　腹部提压心肺复苏技术

一、腹部提压心肺复苏

当患者出现胸部畸形或胸部损伤时，传统胸外心脏按压受到限制，可以采用腹部提压技术进行替代。在腹部按压时，每一次按压可使约 300ml 的血液进入有效血液循环，同时可以通过胸腔容积变化，帮助患者完成呼吸动作。

二、腹部提压心肺复苏动作要领

1. 腹部提压心肺复苏需借助腹部提压心肺复苏仪（图 4-15）。

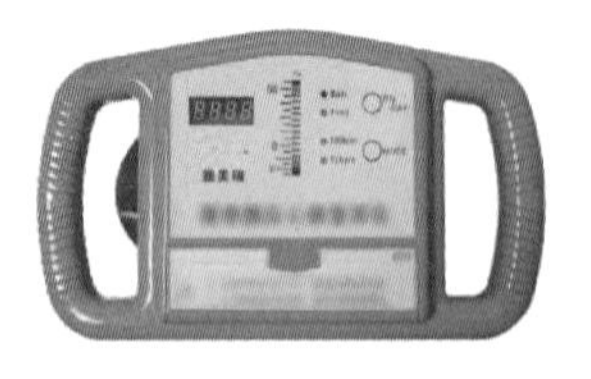
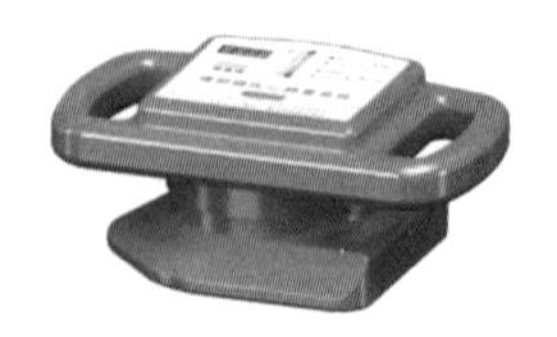
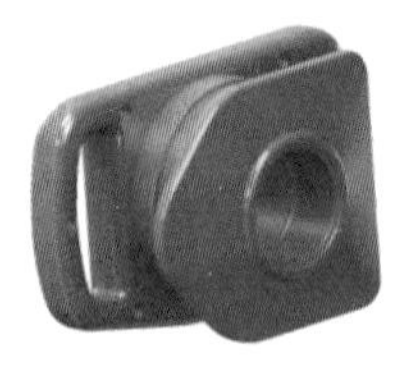

图 4-15　腹部提压心肺复苏仪

2. 双手持腹部提压心肺复苏仪，置于腹上部，尖端对准剑突部位。
3. 打开电源开关，复苏仪自动产生吸力，吸盘吸住腹壁。
4. 按照复苏仪指示的力量压力按压、提拉复苏仪。
5. 按压力度为 50kg，提拉力度为 30kg（图 4-16）。

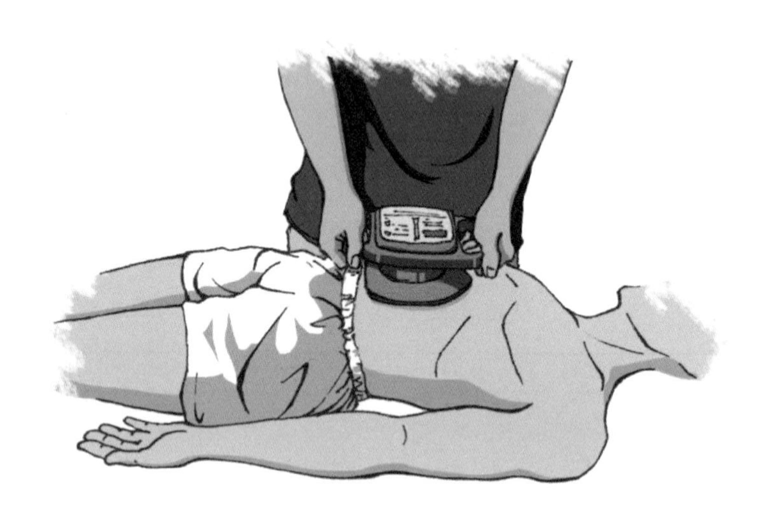

图 4-16　腹部提压心肺复苏

特别提示：

当心脏骤停患者有或者可能发生胸廓畸形、胸部外伤或第一次复苏造成肋骨骨折时，可以考虑使用腹部提压心肺复苏技术作为替代方法。

三、腹部提压心肺复苏注意事项

1. 避免冲击按压。
2. 严格掌握适应范围，心脏骤停患者存在下列任何情况，如胸廓畸形、胸部外伤、任何原因（包括胸外心脏按压）导致的胸肋骨骨折、血气胸等都可以考虑使用腹部提压心肺复苏。
3. 下列情况严禁使用腹部提压心肺复苏，包括：腹部外伤、可能有膈肌破裂、腹腔脏器出血、腹主动脉瘤、腹腔巨大肿物等状况。

培训要点：

1. 了解腹部提压心肺复苏技术。
2. 了解腹部提压心肺复苏的适应范围与禁忌范围。

第八节　自动体外除颤器及心脏电除颤

一、除颤器及 AED

除颤器是一种高压直流放电器，分为蓄电部分、放电部分、能量显示器和心电监护仪四个部分。电极板为一对板状电极，可在除颤时向人体放电，也可在除颤前后作为记录电极而监测患者的心电图变化。体外电极板多为圆形或方形，成人用电极板的直径为 90mm，儿童为 70mm。除颤器是医疗专用设备，近年来随着公众施救的普及，除颤器被推向公众。为了让经过一定培训的人员能够正确使用电除颤来抢救患者，设计者设计发明了“自动体外除颤器（AED）”（图 4-17）。

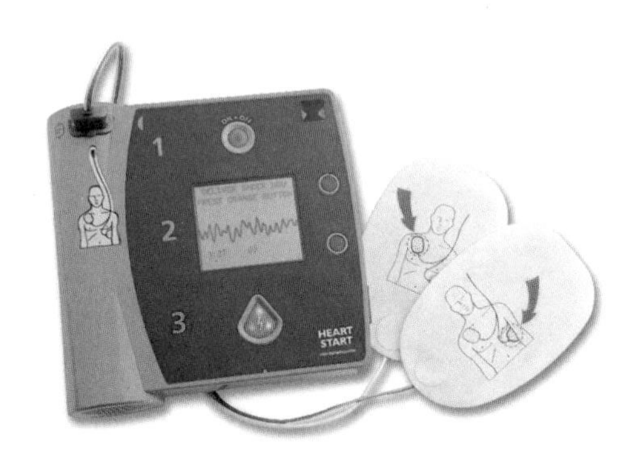

图 4-17　自动体外除颤器

AED 由计算机编程并控制，具有自动分析心律和语音提示功能。当电极片粘贴好之后，仪器立即对心脏骤停者的心律进行分析，迅速识别与判断可除颤性心律，一旦患者出现可除颤性心律，AED 便通过语音提示和屏幕显示的方式，建议操作者实施电除颤。市场上 AED 的品牌不同，但基本操作步骤是相同的，即开机、分析心律、建议是否进行除颤。

特别提示：

AED 有自动心律识别和语音提示功能。施救者只需粘贴好电极，打开开关，按照语音提示操作即可。

二、安装电极

任何时间当 AED 到达现场后，应当立即准备进行心律检测和除颤。如果有两人以上进行复苏时，一个人保持徒手复苏继续进行，另外一个人准备除颤器，包括安装电极板、操作开关等。

所有 AED 电极都标注有贴放位置，可按照图示进行贴放。

1. 标准位置：一电极（胸骨电极）置于胸骨右缘右锁骨下区域；另一电极（心尖电极）放置在左乳头外的左腋中线处。

2. 后前位置：一电极放置在左前胸心前区，另一电极放置于背后对应处。

三、除颤器识别心律

1. 当贴好电极，打开开关时，除颤器将出现“开始识别心律，请不要触碰病人”的提示，此时，环顾病人四周，确定周围人员无直接或间接与患者接触。

2. 经过数秒的监测，AED 将给出“可以除颤”或“不可以除颤”的指令。如果是“可以除颤”，则需要操作者按下除颤按钮。如果是“不可以除颤”，则复苏者立即开始心脏按压，并进行 5 个循环的心肺复苏（图 4-18）。

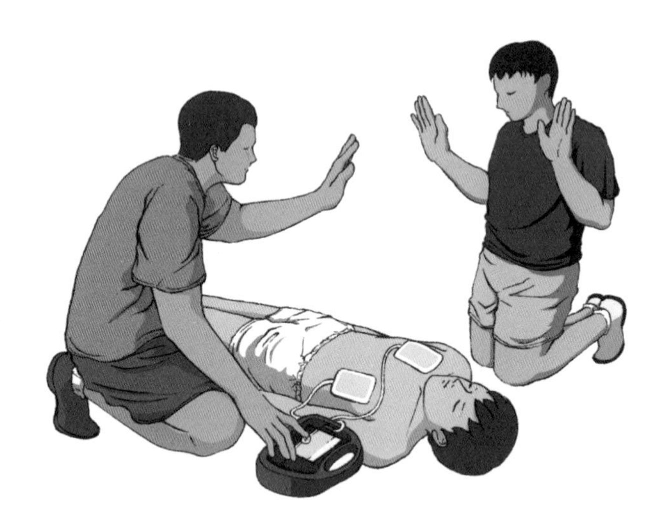

图 4-18 自动体外除颤器的使用

3. AED的除颤电量是设定好的，除颤后应当立即开始按压，并在5个循环心肺复苏后再次进行心律检测。

AED 可自动分析患者心律是否需要进行除颤。可除颤心律包括心室颤动（简称“室颤”）和无脉室速。大部分（80% ~ 90%）成人突发非创伤心脏骤停的最初心律失为室颤，除颤是对室颤最有效的治疗方法，随着时间的推移，除颤成功的机率迅速下降，每过 1 分钟下降 7% ~ 10%。室颤常在数分钟内转变为心脏停搏，此时复苏成功的希望很小。

四、实施除颤的注意事项

“公众启动除颤（public accessed defibrillation，PAD）”能实现在数分钟内对心脏骤停患者进行除颤，以提高心脏骤停患者的抢救成功率。PAD 要求受过训练的公众急救人员（包括警察、消防员等）在 5 分钟内使用就近预先准备的 AED 对心脏停搏患者实施电击除颤。

注意事项包括：

1. 尽快取得除颤器，并尽快连接。在连接过程中，不能中止按压。

2. 按照 AED 的提示进行操作。

3. 放电时，所有人不得接触患者，以免被电伤。

4. 除颤后，立即开始心脏按压。

培训要点：

1. 了解除颤器及 AED 的原理。
2. 掌握 AED 的使用方法。
3. 强调尽快、安全使用 AED。

第九节 基础生命支持的操作流程

4

心肺复苏操作流程可以简单归纳为“叫、喊、看、压、抬、吹、打、提”详见第四章第一节，如果遇到胸廓畸形、胸部外伤等情况，可以考虑使用腹部提压心肺复苏仪。

一、单人复苏操作流程

单人复苏操作流程见图 4-19。

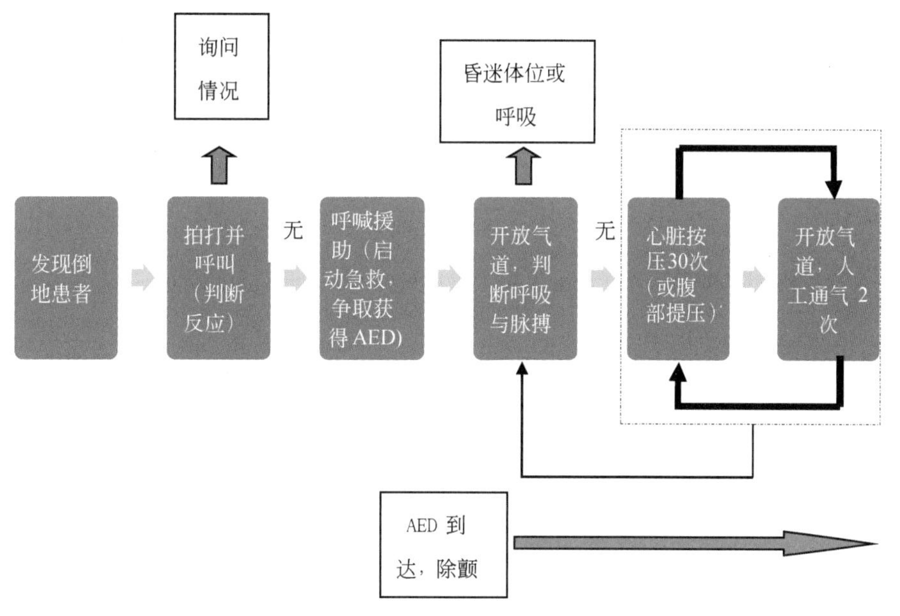

图 4-19 单人复苏操作流程

单人施救时，对于任何倒地且没有反应的患者，都应当假设其可能出现心脏骤停，应当立即呼叫并启动紧急医疗服务体系。随即判断患者是否有呼吸，对于没有呼吸或呼吸不能满足需求者，立即开始心肺复苏。按照标准按压 30 次，然后进行 2 次人工通气，即 30 ∶ 2。经过 5 个循环（约 2 分钟），再次判断呼吸和脉搏。如此循环，直至专业人员到场。期间任何时候除颤器（包括 AED）到达现场，立即启动除颤，如果监测到不能除颤的心律，则继续进行按压。对于可除颤心律，立即除颤后，马上继续以心脏按压开始的 5 个循环心肺复苏，之后再进行心律监测。

二、双人复苏操作流程

当有两个施救者对患者进行心肺复苏术时，一人立即开始判断患者有无反应，另外一个人进行呼救。

随后，两个人分别进行心脏按压及人工通气。两个人进行时按压应呈对称位置，以便于互相交换，每 5 个循环，两人角色进行互换（图 4-20）。

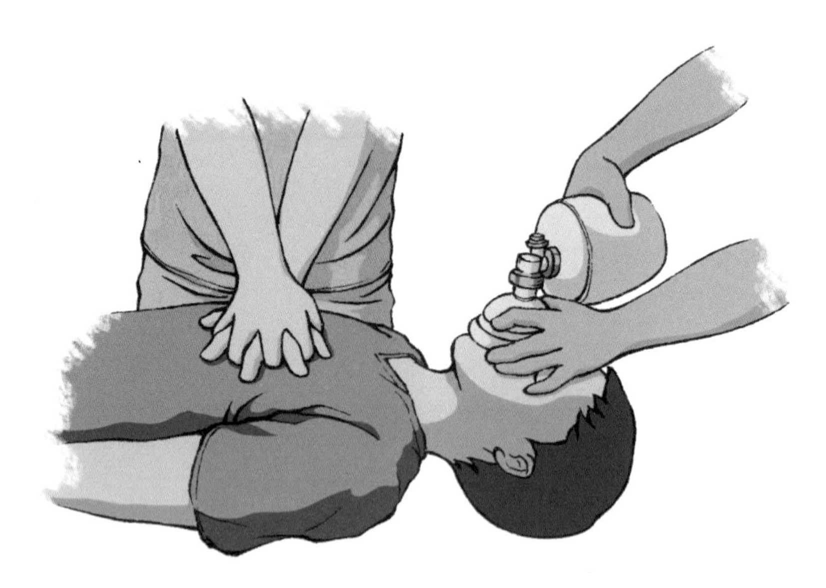

图 4-20 双人心肺复苏

三、多人参与复苏

当多人参与施救时，可以在保证心脏按压、人工通气和除颤的同时，其他人协助与“120”（或“999”）急救中心电话联系并获得指导，也可以通过可视系统与紧急医疗服务体系进行密切联系。

培训要点：

1. 掌握单人复苏操作流程。
2. 掌握双人复苏配合方式。
3. 熟悉多人复苏能做什么。

第十节　特殊人群基础生命支持

一、婴儿心肺复苏

1. 婴儿的界定：婴儿指小于 1 周岁的儿童，新生儿除外。

2. 婴儿心脏按压方法

（1）按压指征：患儿没有脉搏，或者经 30 秒有效人工呼吸后心率持续 <60 次 / 分，并伴有面色、指端青紫等血液循环灌注不足的表现。

（2）按压部位、深度及频率

1）按压部位：婴儿心脏按压的部位在胸骨下 1/3 处，避开剑突。

2）按压深度：至少为胸部前后径的 1/3，大约 4cm。

3）按压频率：100 ~ 120 次 / 分。

（3）按压手法：单人施救时将一只手托住患儿，另一只手的示指和中指根手指并拢放在婴儿胸部中央、乳线正下方，以上述深度和频率进行按压（图 4-21）；2 名以上施救者抢救时，可请其他人帮助固定患儿，施救者将双手环绕，两侧拇指对齐放在婴儿胸部中央，乳腺正下方，按照上述深度和频率进行按压。

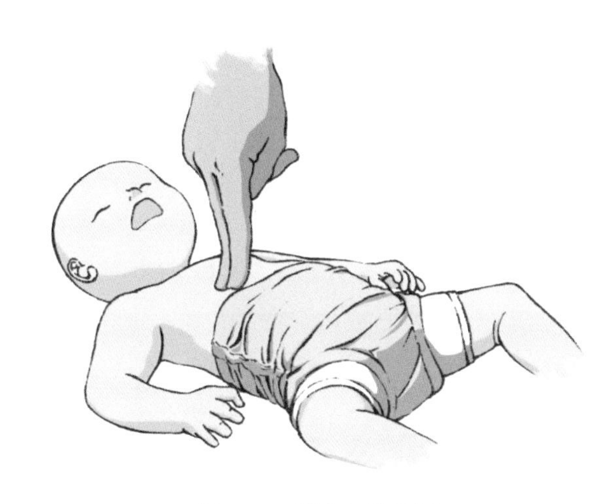

图 4-21　婴儿心脏按压

3. 婴儿人工通气：人工通气是窒息新生儿心肺复苏最重要的步骤。婴儿人工通气的指征包括：呼吸暂停或喘息、有呼吸但心率 <100 次 / 分并伴有口唇青紫。当给婴儿进行单人心肺复苏时，心脏按压与人工通气的比例为 30 ：2；当给婴儿进行双人心肺复苏时，心脏按压与人工通气的比例为 15 ：2。通气的方法是施救者自然吸气，用口包住患儿的口鼻，进行缓慢吹气。也可以采用婴儿球囊面罩通气（图 4-22）。

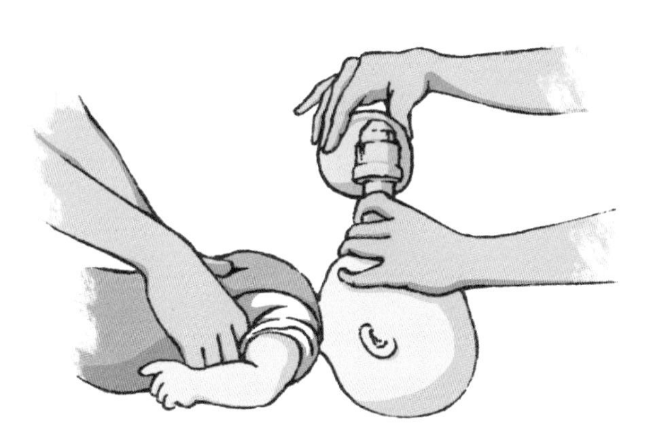

图 4-22　婴儿双人心肺复苏及球囊面罩通气

4. 婴儿 AED 使用：尽管与成年人相比，儿童心脏原因引起的心脏骤停的概率要低得多，但仍然可能因为心室颤动引起心脏骤停。大多数儿童和婴儿出现心脏骤停可能是由以下原因造成的：①气道和呼吸问题；②外伤或事故（例如机动车车祸、溺水、触电或中毒）；③胸部受到重击；④先天性心脏病；⑤婴儿猝死综合征（sudden infant death syndrome，SIDS）。

对于婴儿，需使用婴儿 AED 电极片，并粘贴在相应部位。值得注意的是，对于溺水的婴儿需要将身体擦干，然后实施电除颤。

二、小儿心肺复苏

1. 小儿的界定：小儿指 1 ~ 8 周岁的儿童。

2. 小儿心脏按压方法

按压部位：胸骨下段。

按压深度：至少为胸部前后径的 1/3，大约 5cm。

按压频率：100 ~ 120 次 / 分。

按压手法：将双手或一只手掌根部放在胸骨下按压部位处单臂进行按压。

3. 小儿通气：当给小儿进行单人心肺复苏时，心脏按压与人工通气的比例为 30 ∶ 2；当给小儿进行双人心肺复苏时，心脏按压与人工通气的比例为 15 ∶ 2。建立高级气道后，以 100 ~ 120 次 / 分的速率持续按压，每 6 秒给予 1 次通气（每分钟 10 次呼吸）。

4. 小儿 AED 的使用（见“婴儿心肺复苏”部分）。

培训要点：

1. 掌握婴儿心肺复苏操作方法。
2. 掌握小儿心肺复苏操作方法。

第五章 气道异物

第一节 窒息的识别

窒息是人在呼吸过程由于某种原因造成气道机械性阻塞，导致气体进出呼吸道障碍，并由此引起身体各器官组织缺氧、二氧化碳潴留的紧急情况。最常出现窒息的人群是新生儿，小儿的发生概率大于成人。当人体内严重缺氧时，器官和组织会因为缺氧而广泛损伤、坏死，尤其是大脑。

识别窒息或气道阻塞的方法是观察患者。当气道出现不完全阻塞时，患者可能出现剧烈呛咳或咳嗽不止、喘憋、呼吸困难、面色及口唇黏膜出现青紫发绀。气道完全阻塞患者不能说话、不能咳嗽、不能呼吸、面色灰暗青紫、昏迷倒地，很快呼吸停止。出现气道阻塞的成人常常有典型的表现（图 5-1），但小儿，特别是新生儿可能没有任何迹象。

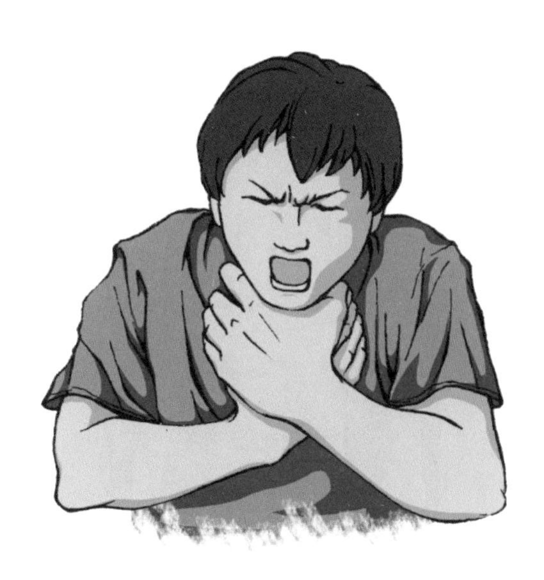

图 5-1 窒息典型表现

培训要点：

1. 了解窒息形成的原理。
2. 掌握识别窒息的方法。

第二节　海姆立克急救法

当考虑患者发生急性机械性气道阻塞时，应立即采取措施，包括立即呼叫“120”（“999”）急救系统，以及进行现场急救。急性机械性气道阻塞的现场急救方法被称为“海姆立克急救法”。海姆立克急救法（Heimlich maneuver）也称为海氏手技，是美国医生海姆立克先生发明的。1974 年，他首先应用该法成功抢救了一名因食物堵塞了呼吸道而发生窒息的患者，从此该法在全世界被广泛应用。

一、成年患者

1. 清醒成年患者：施救者首先以前腿弓、后腿蹬的姿势站稳，然后使患者坐在自己弓起的大腿上，并让其身体略前倾。然后将双臂分别从患者两腋下前伸并环抱患者。左手握拳，右手从前方握住左手手腕，使左拳虎口贴在患者胸部下方、肚脐上方的上腹部中央，形成“合围”之势，然后突然用力收紧双臂，用左拳虎口向患者上腹部内上方猛烈施压，迫使其上腹部下陷。这样由于腹部下陷，腹腔内压力升高，迫使膈肌上升从而挤压肺和支气管，这样每次冲击可以为气道提供一定压力的气体，从而将异物从气管内冲出。压完毕后立即放松手臂，然后再重复操作，直到异物被排出（图 5-2）。

发生急性呼吸道异物阻塞时如果身边无人，患者也可以自己实施腹部冲击，手法相同，或将上腹部压向坚硬、突出的物体（如硬质的椅背）上，并且反复进行。

对于极度肥胖及怀孕后期发生呼吸道异物堵塞的患者，应当采用胸部冲击法，姿势不变，只是将左手的虎口贴在患者胸骨下端即可，注意不要偏离胸骨，以免造成肋骨骨折。

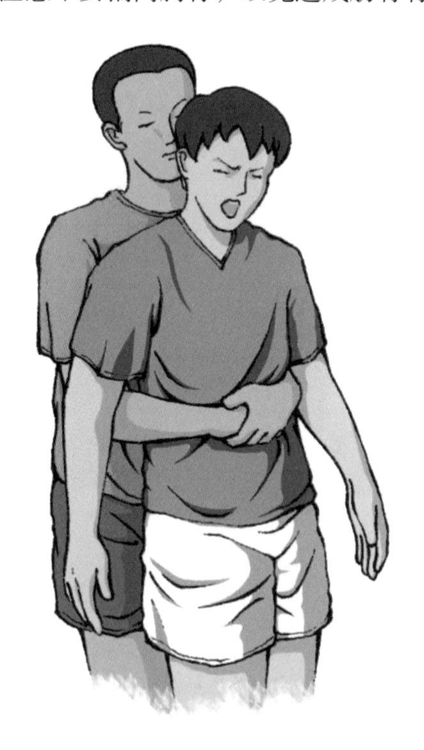

图 5-2　海姆立克急救法

2. 昏迷成年患者：对于意识不清的成年患者，施救者可以先使患者呈仰卧位，然后骑跨在患者大腿上或在患者两边，双手手掌重叠置于患者肚脐上方，用掌根向前、下方突然施压，反复进行。

3. 心跳停止成年患者：如果患者已经发生心脏骤停，此时应按照心肺复苏的常规步骤为患者实施心肺复苏，直到医务人员到来。

二、婴儿患者

婴儿可采用拍背法和胸部手指冲击法。施救者以前臂支撑在自己的大腿上，婴儿面朝下骑跨在前臂上，头低于躯干，施救者一手固定其双侧下颌角，用另一手掌根部用力拍击婴儿两肩胛骨之间的背部，使其吐出异物。拍打 5 下，如果无效，可将患儿翻转过来，面朝上，放在大腿上，托住其背部，头低于躯干，用示指和中指猛压其两乳头连线中点下方一横指处 5 下。必要时两种方法反复交替进行，直至异物排出（图 5-3）。

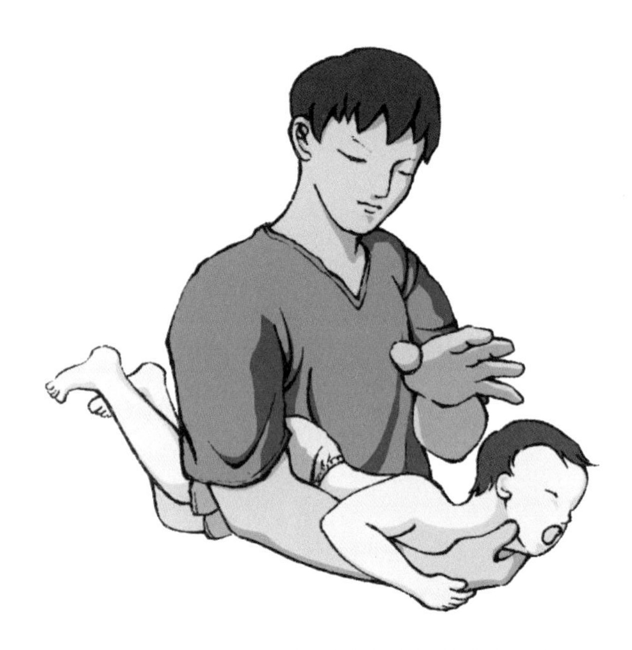

图 5-3　婴儿拍背法和胸部手指冲击法

培训要点：

1. 掌握成人气道异物梗阻的施救方法（清醒和昏迷）。
2. 掌握婴儿气道异物梗阻的施救方法。

第六章 外伤施救

培训目标：

1. 掌握出血的判断和处理原则
2. 掌握现场止血
3. 掌握现场包扎
4. 掌握现场固定
5. 掌握现场转运

外伤可能发生在任何地点、任何时间。从轻度的皮肤擦伤，到开放性骨折和内脏损伤，外伤可以危及生命。对于外伤的抢救，现场处理非常关键，特别是及时止血、包扎和固定，这是防止外伤致死和致残的关键。此外，在处理外伤患者时，还需要注意个人防护及保护患者，避免伤口被污染或感染。

针对各种外伤，能及时、有效、快速采用的外伤救护技术包括止血、包扎、固定、搬运，为挽救生命，以及为医院内的后续抢救、治疗赢得时间、创造条件。

第一节 出血与止血

一、开放性外伤和闭合性外伤

外伤可能造成皮肤破裂，血液流出体外，称为“开放性外伤”。如果外伤没有造成皮肤破裂，血液未流出体外，称为“闭合性外伤”。闭合性外伤并不意味着没有出血，可能是体内出血，内出血量有时更大却不易被察觉，更危险。

根据出血的破裂血管，出血又可以分为动脉出血、静脉出血和毛细血管出血。

特别关注：

当考虑到外伤失血时，不仅要考虑可以看到的出血，还要考虑体内出血的可能。

1. 动脉出血：动脉是从心脏发出、到毛细血管前的血管，特点是血管弹性大、血管内压力高、血液含氧量高。动脉出血表现为颜色鲜红，速度快，呈喷射状，有搏动性，危险性大（图 6-1）。

2. 毛细血管出血：毛细血管是分布在组织中的非常细小的血管，是组织的营养血管，压力小、血管管径细，出血时表现为局部渗血，颜色鲜红，危险性小（图 6-2）。

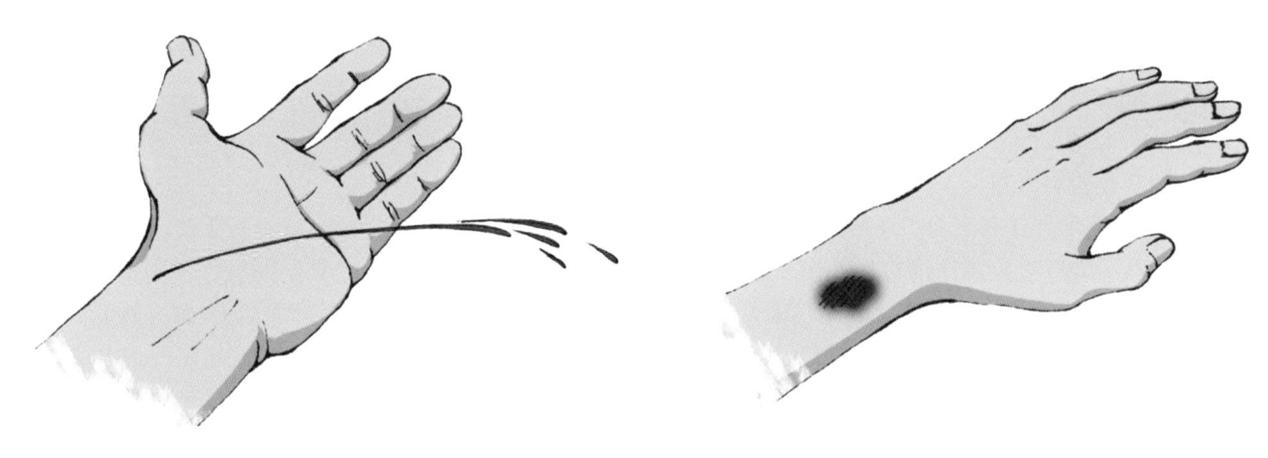

图 6-1　动脉出血具有搏动性、高压性的特点

图 6-2　毛细血管出血表现为局部渗血

3. 静脉出血：静脉是由毛细血管回流到心脏之间的血管，管壁薄、血管内压力小，出血时血液呈暗红色，持续性流出（图 6-3）。

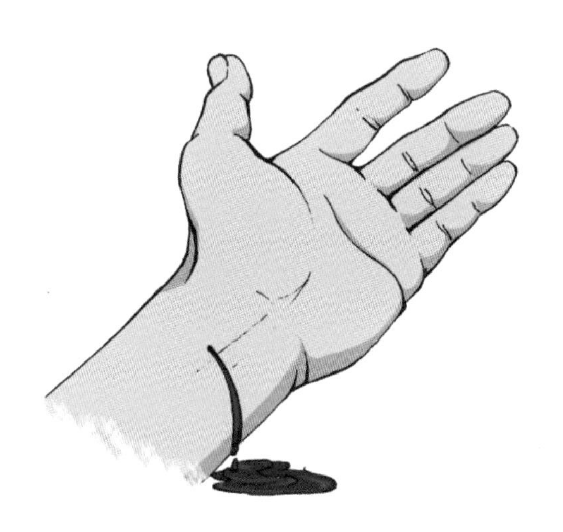

图 6-3　大静脉出血表现为持续性流出暗红色血液

特别关注：

外伤出血要判断出血血管的种类，动脉出血容易导致休克，可能在数分钟危及伤者的生命；大静脉出血量较大时，也可危及生命；毛细血管出血一般不会危及伤者的生命。

二、失血危险性判断与止血

失血与失血量判断

正常成人血液的总量大约占体重的 8%（如 70kg 体重的人，约有 5600ml 血液）。当出血量达 20%

时即可发生休克，达到 40% 时可危及伤者的生命，因此止血是急救技术的第一步。

特别提示

义务献血建议献血量为 200ml，最大献血量为 400ml。

1. 判断是否有失血

（1）外伤常常伴有失血，外出血容易被发现，但有些患者出血部位在背部或被衣服遮蔽，不易发现，常常导致判断失误。应该仔细检查外伤患者全身各个部位，观察是否有出血迹象。

（2）除了直观发现出血，根据伤者的面色、脉搏和血压也可以帮助判断是否出血，特别是内出血。如果伤者出现四肢冷、面色白、脉搏增快（特别是大于 110 次 / 分）、血压低（收缩压低于 90mmHg），要高度怀疑患者有出血。

特别关注：

判断是否有出血的标准包括：可见出血、面色苍白、四肢冷、心跳加快、血压降低。

2. 判断出血性质（表 6-1）

表 6-1　出血性质的判断

出血血管	出血特点
动脉	速度快、有搏动性、不易自行止血，颜色鲜红，很容易造成休克
静脉	依破裂血管大小不同而速度不同，大静脉破裂出血量大，颜色暗红，可以压迫止血
毛细血管	量小，呈局部渗出性，一般不危及生命

3. 内出血常见发生部位：依创伤或疾病不同，内出血常常表现为颅脑内血肿、肝脾破裂出血、肾脏破裂出血、骨盆骨折出血、长骨骨折局部出血（特别是股骨干骨折）等。此外，内出血还常常发生于女性宫外孕破裂或卵巢囊肿扭转。

4. 骨折断端出血量的估计：外伤常常伴有骨折，而骨折又常伴有大出血，各处骨折预计出血量见表 6-2，如合并有大面积软组织损伤，失血量必然更多。

表 6-2　不同部位骨折预计出血量

部位	预计出血量（ml）
前臂骨折	400 ~ 800
上臂骨折	500 ~ 1000
小腿骨折	700 ~ 1200
大腿骨折	1500 ~ 2500
胸椎或腰椎骨折	500 ~ 1000
骨盆骨折	500 ~ 5000

三、止血

止血是指通过采取各种手段控制出血，其方法包括：压迫止血、包扎止血、止血带止血、填塞止血等。上述方法对于小的出血可以达到控制目的，但当出血量较大，特别是动脉出血，只能采取临时措施，后续还需要经过专业医疗机构进行血管闭合处理（包括缝合及结扎），实现彻底止血。

1. 伤口压迫止血法：用于小范围、小血管、特别是毛细血管或小静脉的出血。此方法最简单。用洁净敷料、手帕、纸巾等置于伤口处，直接按压达到止血目的。

2. 指压止血法：用于某些不很严重的动脉或静脉出血，作为采取彻底止血的前期手段。动脉出血时，一般在受伤动脉的近心端，采用按压方法，阻断血流，达到止血目的；静脉出血时，一般是将受伤静脉的远心端压住止血。这种方法较专业，需要了解人体血管走行及各个止血点的位置。

3. 加压包扎止血法：可用于不伴有骨折的各种出血的彻底处理，也可用于严重出血或有骨折出血的暂时处理。伤口处有碎骨存在时不得使用。

操作技术要点：伤口覆盖敷料，用三角巾或者绷带紧紧包扎。包扎的松紧程度要适当，特别是有骨折可能时，避免引起骨折断端的错位或移动，造成继发性损伤。

4. 止血带止血法：是四肢大动脉破裂、大出血时的重要救命方法。常用的止血带有橡皮止血带、卡扣式止血带、气压式止血带等。在现场可以用布带、皮带等代替。

（1）橡皮止血带止血法（图 6-4）

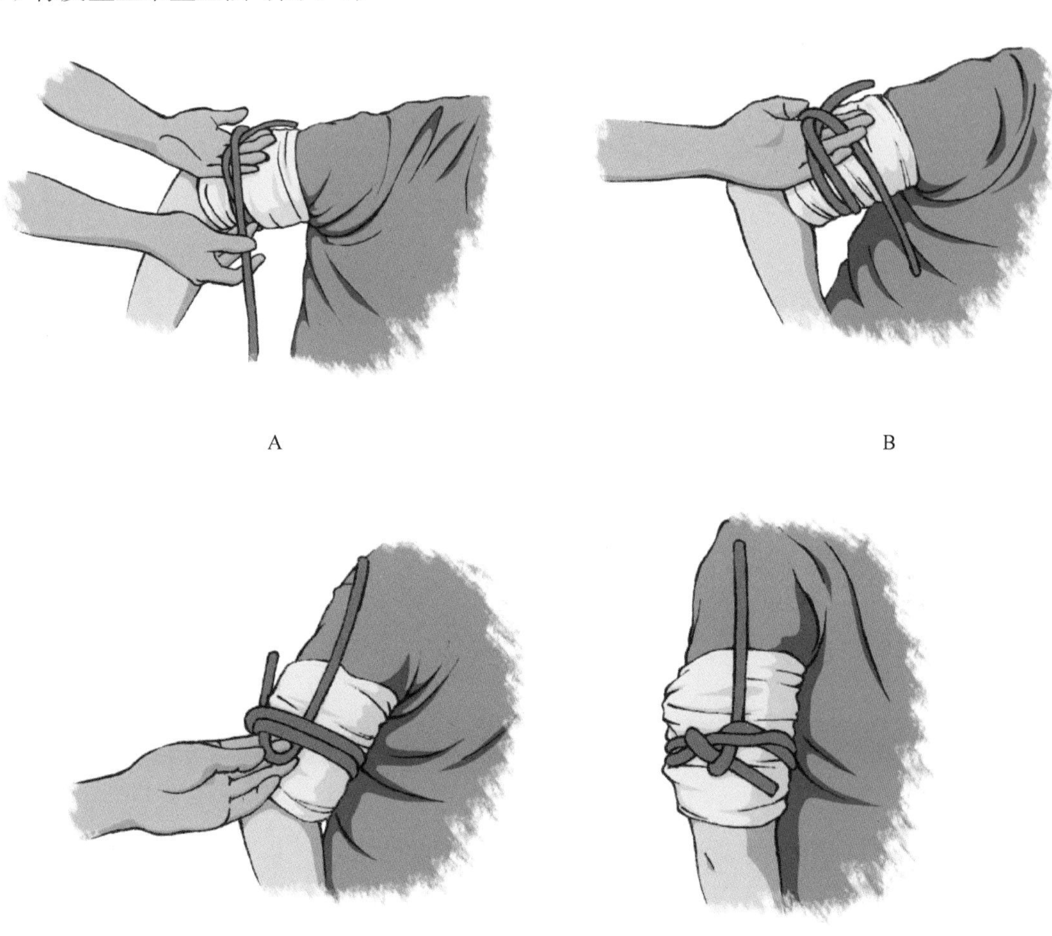

图 6-4　橡皮止血带止血法

（2）专业旋压式止血带止血法（图 6-5）

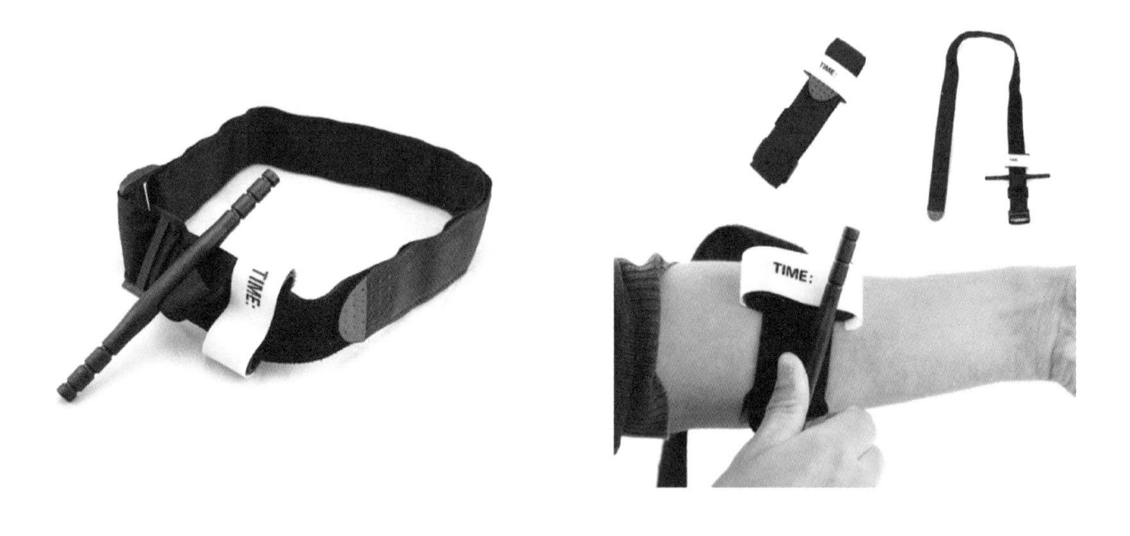

A　　B

图 6-5　专业旋压式止血带止血法

（3）自制止血带止血法（图 6-6）

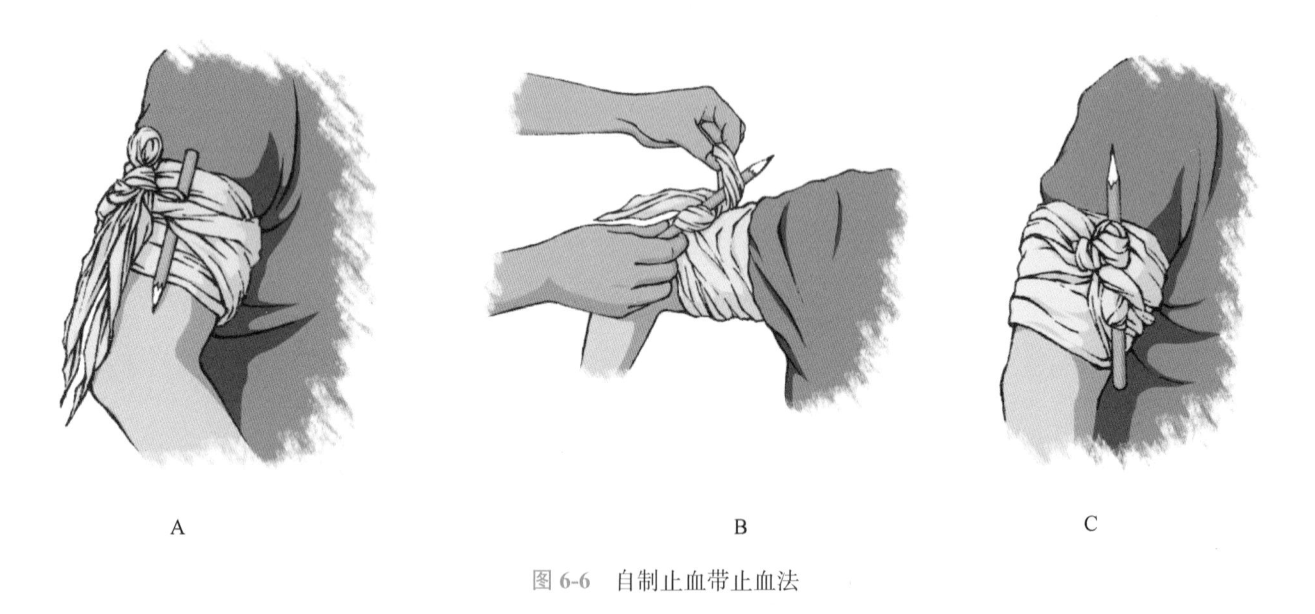

A　　B　　C

图 6-6　自制止血带止血法

特别提示：

依据出血血管及出血量不同，应采取不同的止血方式，包括压迫出血、包扎止血、止血带止血等。如果采用止血带止血，需防止时间过长引起肢体坏死，要定时松解。

四、止血的注意事项

1. 要观察是否可能发生骨折，避免造成继发性损伤，患者发生骨折的表现是剧烈疼痛、活动疼痛及局部有变形。

2. 指压止血和止血带止血要压在出血处血管近心脏方向。

3. 扎止血带的部位应该加衬垫，扎止血带要松紧适度，以达到压迫动脉的目的。使用的敷料以及其他铺垫的布料要洁净，避免污染。

4. 如果使用止血带，必须明显标注，并优先运送。扎止血带的肢体应固定好；寒冷季节应注意保暖，以免发生冻伤。

5. 长途转运的伤员，必须注明扎止血带的时间，通常限制在2小时内放松一次为宜，每次5 ~ 10分钟。

6. 放松止血带时要用指压法临时止血。松解止血带时动作要轻慢，且不能完全解除。

培训要点：

1. 了解动脉、静脉、毛细血管出血的特点。
2. 熟悉出血严重程度的判断。
3. 掌握常用的紧急止血方法及各种止血方法的适用范围。
4. 掌握止血带止血法的操作方法和注意事项。

6

第二节　包扎

包扎是用洁净敷料将伤口包绕起来，避免污染，同时也可以帮助控制出血，并对伤口起到保护和固定作用。包扎使用的材料主要有绷带、三角巾。在外伤现场，如果没有专业设施，可以用清洁的毛巾、围巾、衣物替代。包扎过程中，如发现伤口有骨折端外露，切忌将骨折端还纳，否则可导致深层感染。腹壁伤致肠管外露时，应使用清洁的碗等物扣住外露肠管，达到保护目的，严禁将流出的肠管还纳。

特别提示：

包扎时如果发现外露的骨折断端，应当加以保护，不能人为还纳。

一、常用的包扎法

（一）环形包扎

1. 适用范围：主要用于包扎手腕部、踝部、颈部、额部及身体其他粗细相近的部位。

2. 包扎方法：将绷带稍斜放于伤口处，第一圈包绕时，将绷带倾斜放置，留出下面绷带角，做第二、三圈缠绕后，将第一圈斜出的一角反折，再继续缠绕第三、四圈，将斜角压住，然后继续缠绕，每一圈压住前一圈（图 6-7）。

（二）螺旋包扎

1. 适用范围：主要用于包扎上、下肢。

2. 包扎方法：包扎时先按环形包扎法包扎三四圈后，再斜行向上继续缠绕，每圈约压住前一圈的1/2（图 6-8）。

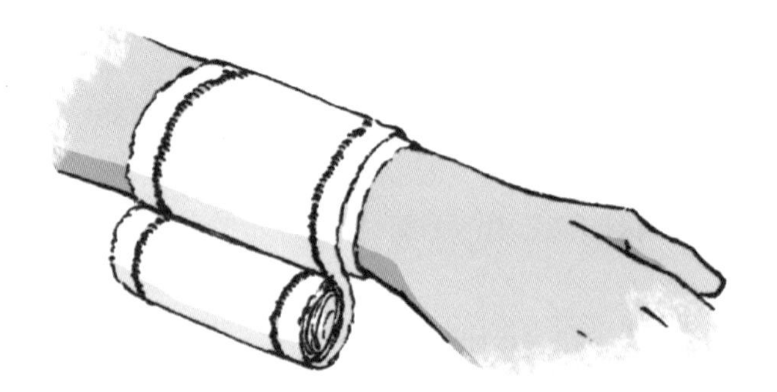

图 6-7　环形包扎

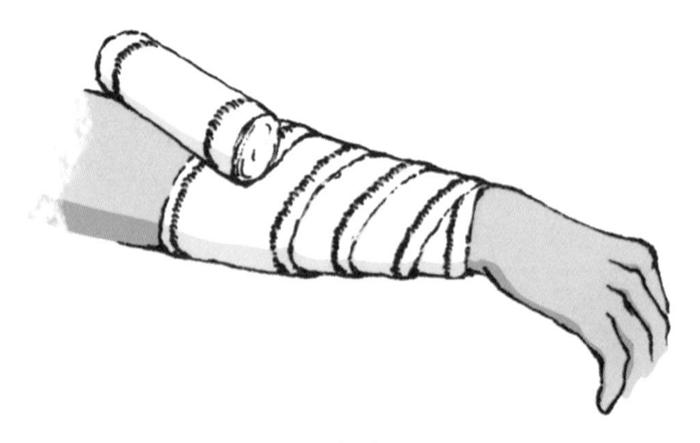

图 6-8　螺旋包扎

（三）螺旋反折包扎

1. 适用范围：主要用于包扎前臂、小腿等粗细不等的部位。

2. 包扎方法：先按环行包扎法固定起始端，再按螺旋包扎法包扎，但每圈将绷带反折一次。反折时，一手拇指压住绷带正中处，另一手将绷带向下反折，再继续如此包扎（图 6-9）。

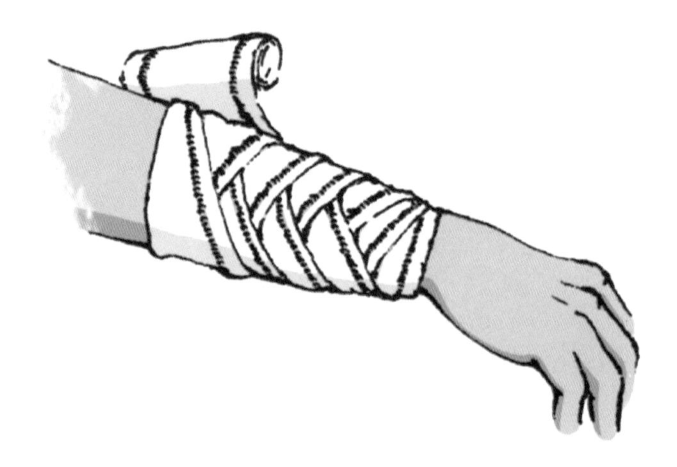

图 6-9　螺旋反折包扎

（四）“8”字形包扎

1. 适用范围：主要用于包扎手、腕、肘、膝、足、踝、肩、髋等关节部位。

2. 包扎方法：在关节弯曲的上、下两方，先将绷带由下向上缠绕，再由上而下呈“8”字来回缠绕（图 6-10，图 6-11）。

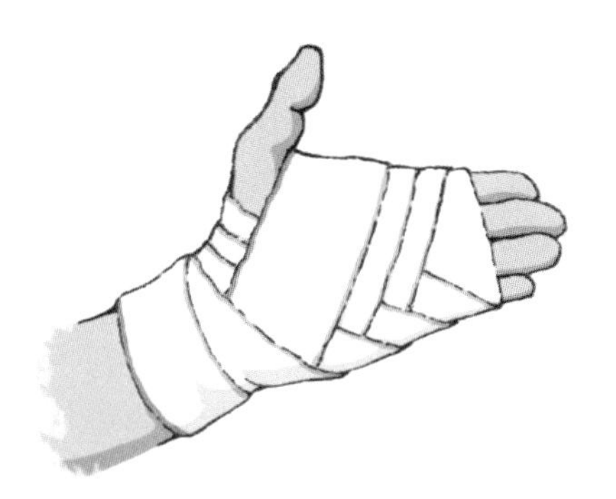

图 6-10 手部“8”字包扎

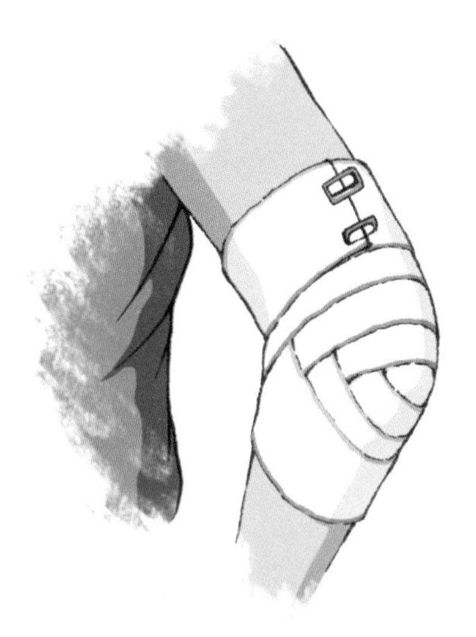

图 6-11 关节“8”字包扎

（五）回返包扎

1. 适用范围：主要用于头部及断肢残端的包扎。

2. 包扎方法：先做环形包扎，再将绷带反复反折。第一道先在中央，然后每道再分别向左右来回反折，直至伤口全部被覆盖后，最后再进行环形包扎，以压住所有的绷带反折处（图 6-12）。

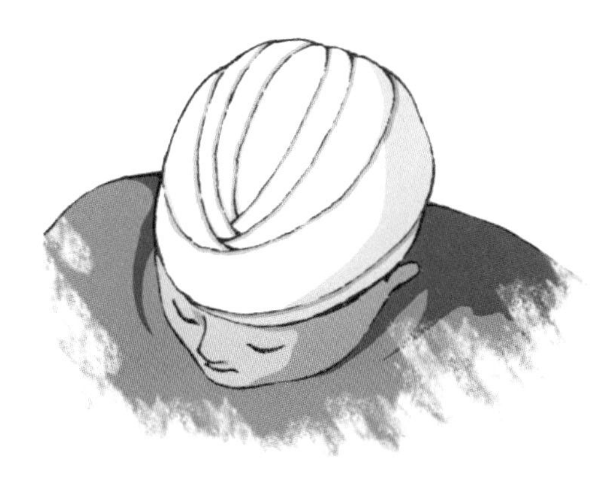

图 6-12 头部回返包扎

二、包扎的注意事项

1. 选择干燥、清洁、宽度适宜的卷轴带，潮湿、污染的卷轴带均不能使用。

2. 维持患者舒适体位，扶托肢体，并保持其功能位置。

3. 包扎方向一般应自下向上、以心脏方向为中心由远及近进行。

4. 不可在受伤创面或炎症部位打结；不可在关节面或骨突部位打结；不可在受压部位或肢体内侧打结；不可在经常摩擦部位打结。

培训要点：

1. 掌握包扎的无菌原则，禁止将已突出体表的内脏或骨折断端还纳。
2. 熟悉常用包扎方法的适用范围和操作方法。

第三节　固定

固定用于发生骨折的伤员，主要目的是防止骨折端移位导致二次受伤，同时可缓解伤员的疼痛。常使用的固定材料包括夹板、三角巾等。在外伤现场也可以就地取材，取坚硬的板状或条状物体，如用塑料薄板、木条、竹片，乃至手杖、雨伞等代替，其长度应当超过骨折骨的长度。固定范围应当包含骨折骨上下两个关节。如现场无上述材料，可以用伤者自身进行固定，上肢骨折可将伤侧肢体与躯干固定，下肢骨折可将伤侧肢体与健侧肢体固定。

一、常用的固定方法

（一）肩部骨折固定法

肩部损伤可能引起锁骨骨折，其固定的工具是三角巾。将两条三角巾分别折成四指宽，分别环绕两个肩关节，于背后打结，再分别将三角巾底角拉紧，在两肩过度后张的情况下，在背后将底角拉紧打结。最后用一条宽带三角巾将屈曲 90° 的双上肢固定，在背后打结（图 6-13）。

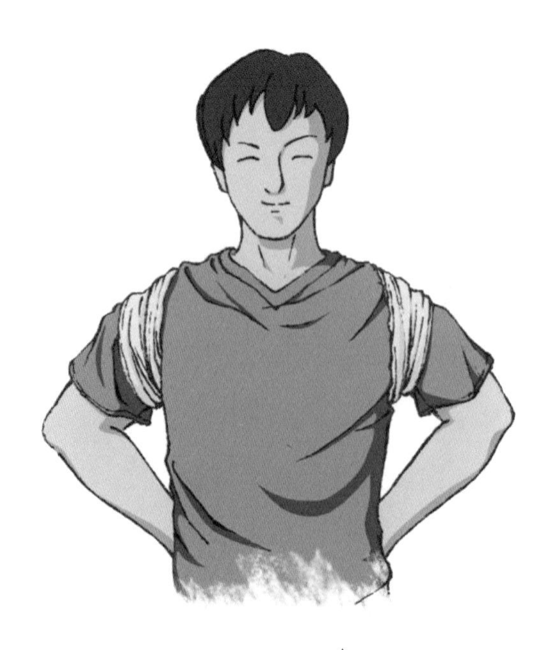

A

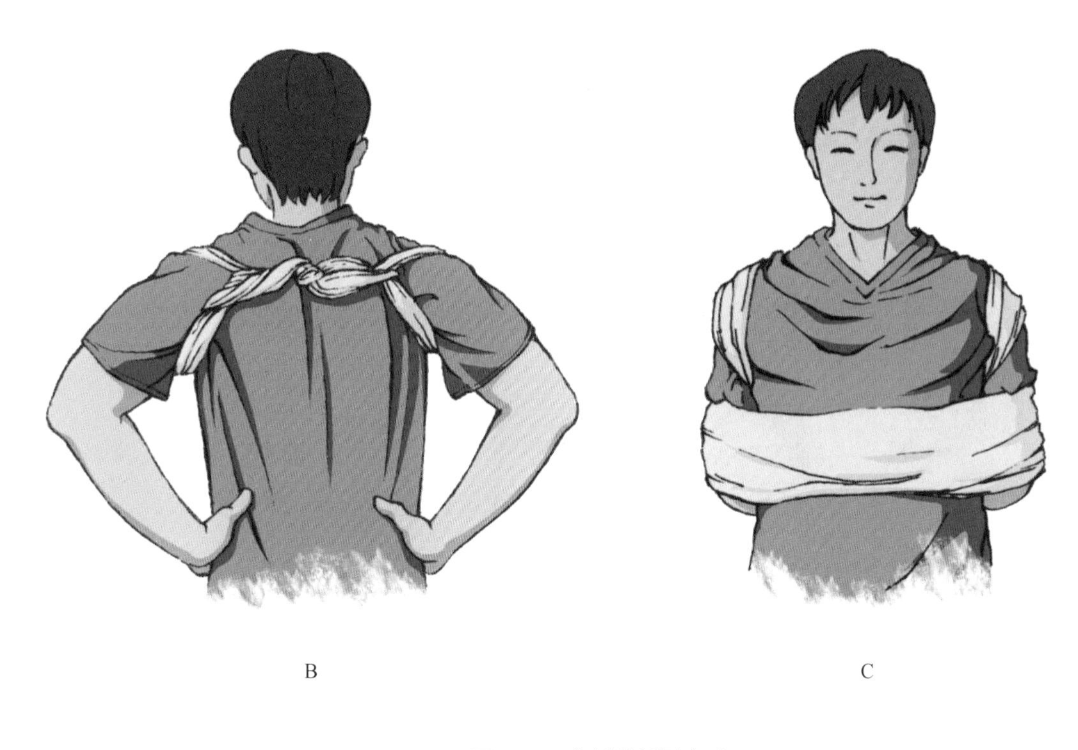

B C

图 6-13 肩部骨折固定法

（二）上臂骨折固定法

上臂固定的工具是夹板及三角巾。用长短两块夹板，长夹板放于上臂的外侧，短夹板置于内侧，夹板与躯体接触一侧要加柔软衬垫，在骨折部位上下两端固定。将肘关节屈曲 90°，使前臂呈中立位，用小悬臂带将前臂悬吊于胸前，再用一折叠好的条带横放于前臂上方，连同小悬臂带及上臂与躯干固定在一起，使肩关节活动受到限制（图 6-14）。

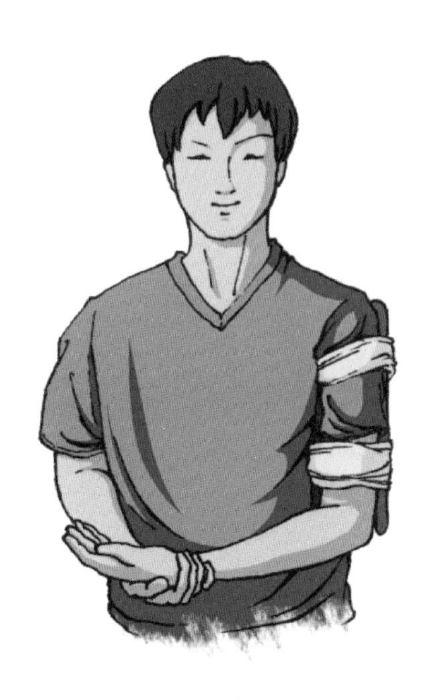

A

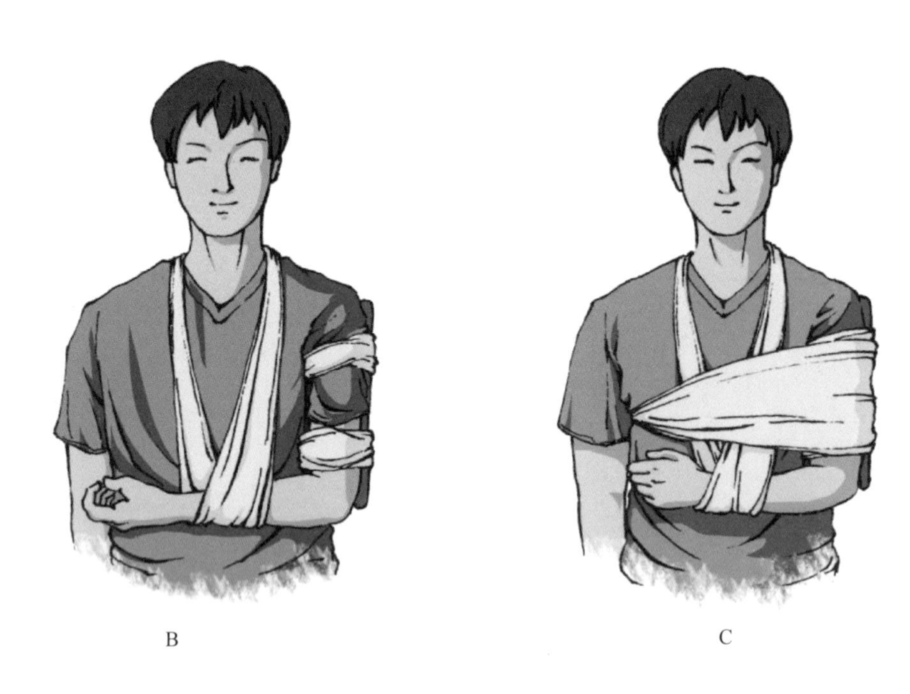

图 6-14　上臂骨折固定法

（三）前臂骨折固定法

前臂骨折固定工具也为小夹板和三角巾。将两块长度从肘至手心的夹板分别放在前臂的手掌侧与手背侧（如果只有一块夹板，则放在前臂手背侧），并在夹板与躯体接触侧垫柔软衬垫，让伤员握好夹板，腕关节稍向掌心方向屈曲，然后分别固定骨折部位上、下两端，再用大悬臂带将前臂悬吊于胸前，使肘关节屈曲（图 6-15）。

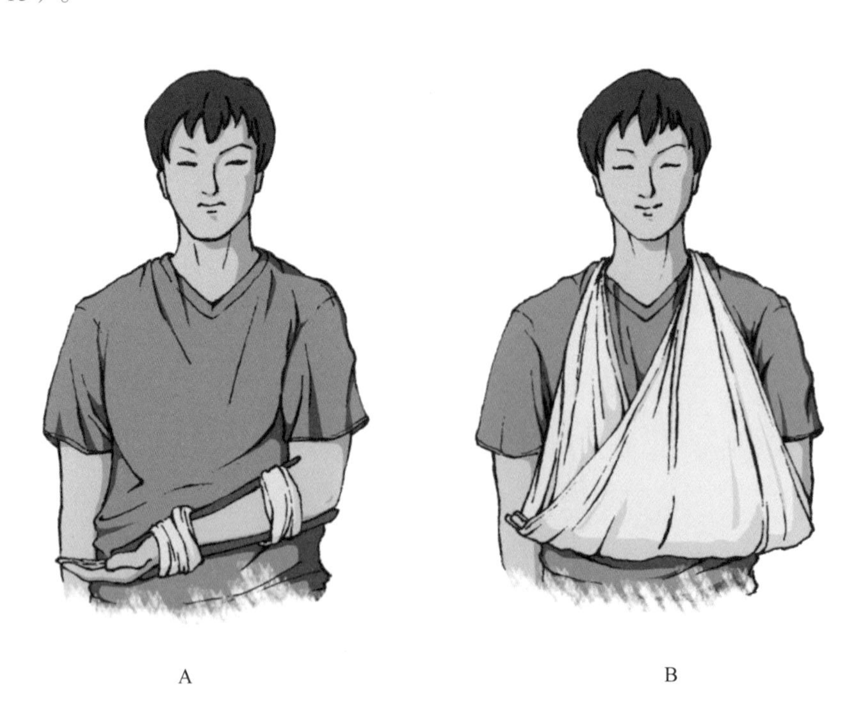

图 6-15　前臂骨折固定法

（四）大腿骨折固定法

伤员仰卧，伤肢伸直。用两块夹板分别放在大腿内、外两侧。外侧夹板长度从腋窝至足跟，内侧夹板长度从大腿根部至足跟（如果只有一块夹板则放于大腿外侧，将健肢当作内侧夹板），关节处与空隙部位加衬垫，先用布带固定骨折部位的上、下两端，然后再分别固定胸、腰、髋、膝、踝与足部，足部应采用“8”字形固定，以免伤侧足部外旋（图 6-16）。

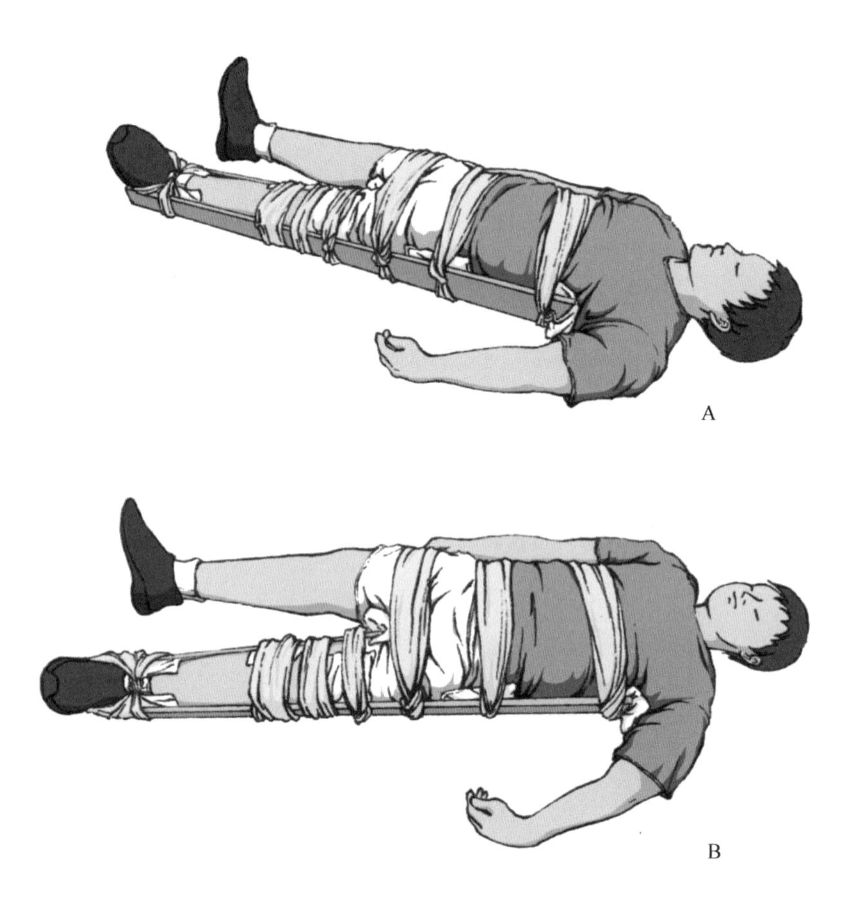

图 6-16 大腿骨折固定法

（五）小腿骨折固定法

用两块从大腿中段至足跟长度的夹板分别放在小腿的内、外两侧（如果只有一块夹板则放于小腿外侧，将健肢当作内侧夹板），关节处加衬垫后，先固定骨折部位上、下两端，再固定大腿中部、膝、踝与足部，双足采用“8”字形固定（图 6-17）。

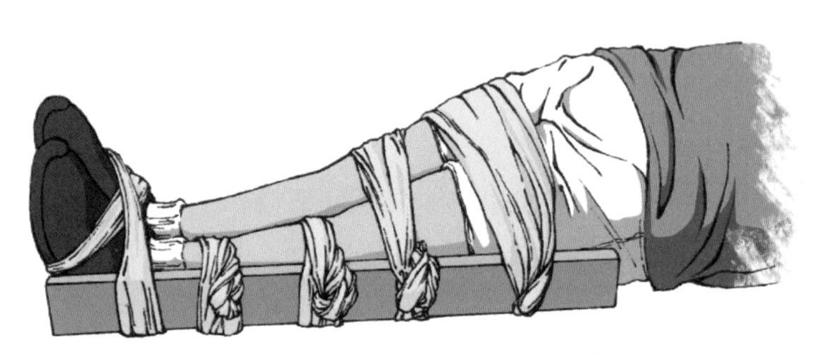

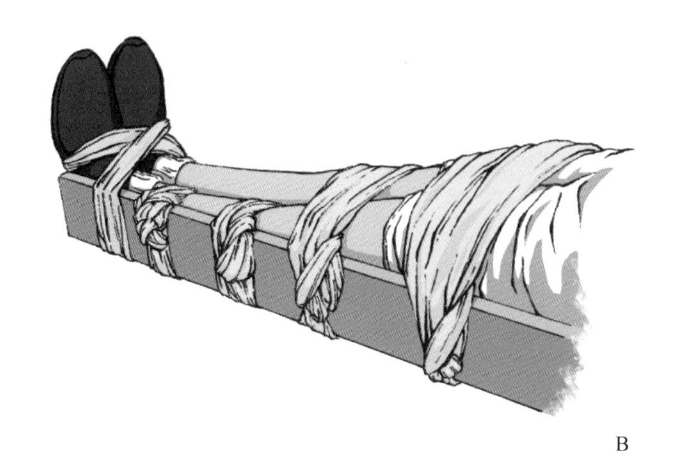

图 6-17　小腿骨折固定法

（六）肋骨骨折固定法

取一大棉垫置于伤员伤侧胸壁，分别用三条宽带三角巾自上而下依次固定，呼气末时在健侧腋下打结，下位三角巾要压住上位三角巾的 1/3，最后将伤侧上肢用大悬臂带固定（图 6-18）。

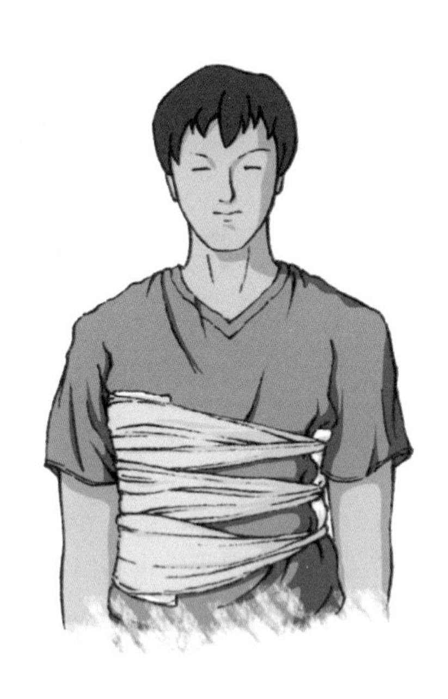

图 6-18　肋骨骨折固定法

（七）骨盆骨折固定法

患者取仰卧位，将三角巾底边向上，顶角向下，放在患者身体下面；底边齐腰，两底角围绕到腹部拉紧、打结；再将顶角向下拉紧，顶角带从两腿间拉向腹部，与两底角结再打一结；最后，将膝关节与髋关节屈曲，两膝之间垫好棉垫、毛巾或衣服等，再用一条三角巾折叠成条带，将两膝固定在一起（图 6-19）。

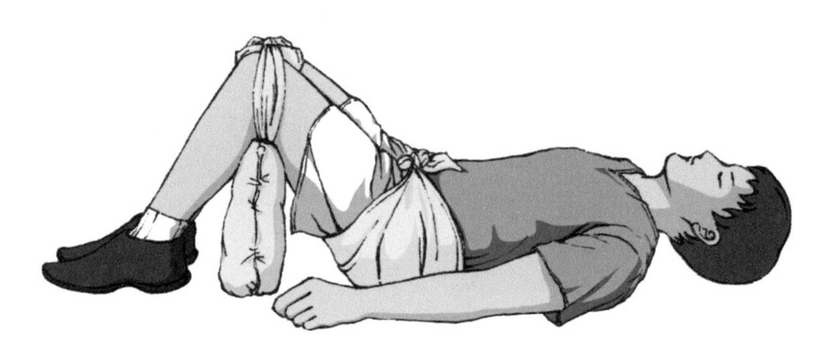

图 6-19 骨盆骨折固定法

二、固定的注意事项

1. 如有伤口和出血，应先止血、包扎，然后再固定骨折部位。

2. 在处理开放性骨折时，不可把突出的骨折断端送回伤口，以免造成感染。

3. 夹板的长度与宽度要与骨折的肢体相适应，其长度必须超过骨折的上、下两个关节。固定时除骨折部位上、下两端外，还要固定上、下两关节。

4. 夹板不可与皮肤直接接触，其间应垫棉花、毛巾或其他布类，尤其在夹板两端、骨突出部位和悬空部位应加厚棉花、厚毛巾，防止受压或固定不牢。

5. 固定应松紧适度，以免影响血液循环。固定打结应打在夹板上，且应选择外侧夹板一侧，避免损伤肢体。肢体骨折固定时，一定要将指（趾）端露出，以便随时观察末梢血液循环情况，如发现指（趾）端苍白、发冷、麻木、疼痛、水肿或青紫，说明血运不良，应松开重新固定。

6. 固定中避免不必要的搬动，不可强制伤员进行各种活动。

特别提示：

骨折断端不可还纳，固定范围应当包括骨折骨上、下两个关节。

培训要点：

1. 掌握骨折固定的材料选择，能够依现场条件选择合适材料。
2. 了解不同部位骨折固定的操作方法和处理原则。

第四节 搬运

一、搬运的目的

1. 使受伤患者脱离危险区，实施现场救护。

2. 尽快使受伤患者获得专业治疗，最大限度的挽救生命，减轻伤残。

二、搬运的基本原则

1. 及时、迅速、安全地将伤员搬至安全地带，防止二次损伤。

2. 搬运过程中，动作要轻巧、敏捷、协调一致，避免震动，减少伤员痛苦，对路途较远的伤员，应寻找合适的交通工具进行转运。

三、常用的搬运方法

现场搬运包括徒手搬运和借助器械搬运两种方式。

（一）徒手搬运

1. 单人徒手搬运

（1）扶持法：对病情较轻、能够站立行走的患者可采取此法。施救者站在患者一侧，将患者靠近施救者，揽住施救者的头颈，然后施救者用外侧的手握住患者的手腕，另一手伸过患者背部，扶持患者的腰，使其身体略靠着施救者，扶着行走（图 6-20）。

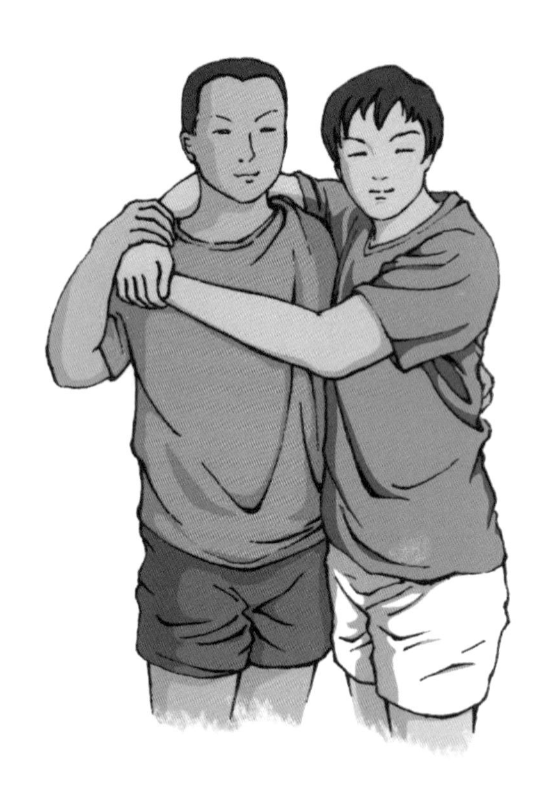

图 6-20　扶持法

（2）抱持法：患者如能站立，施救者站于患者一侧，一手托其背部，另一手托其大腿，将其抱起，患者若有知觉，可让其两手抱住施救者的颈部（图 6-21）。

（3）背负法：施救者站在患者的前面，双方向同一方向微弯背部，将伤员背起，胸部创伤患者不宜采用此法。如患者不能站立，施救者可躺在伤员一侧，一手紧握伤者的手臂，另一手抱其腿，用力翻身，使其伏于施救者背上，而后慢慢站起（图 6-22）。

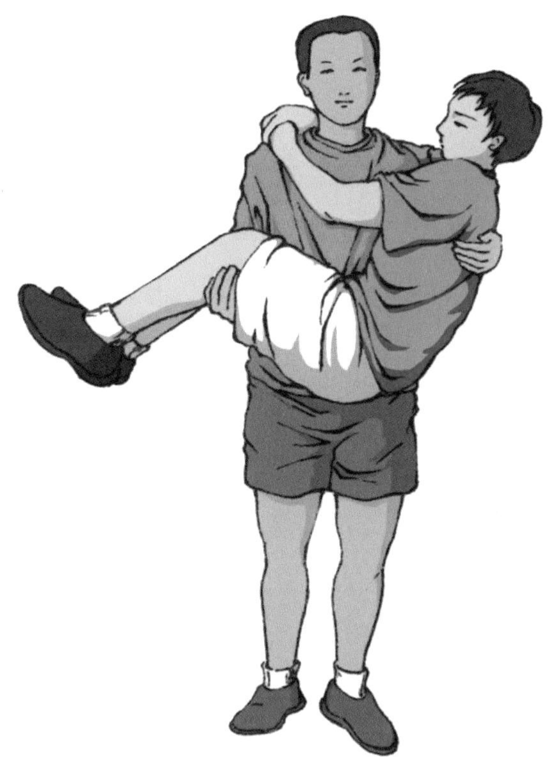

图 6-21 抱持法

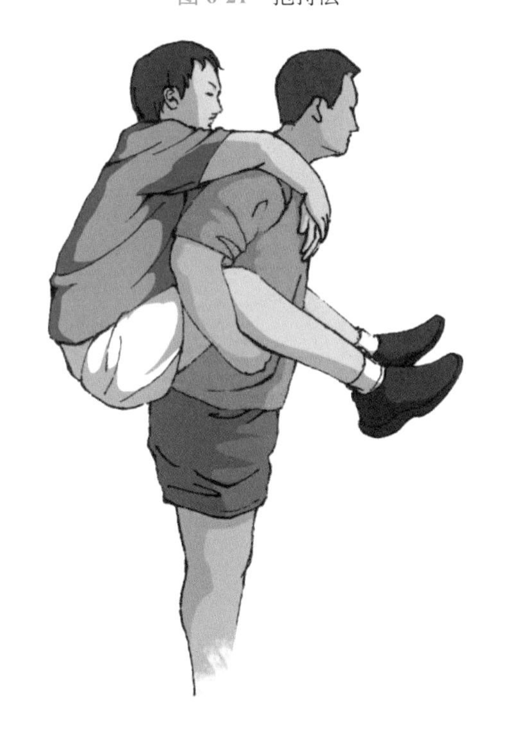

图 6-22 背负法

（4）拖拉法：施救者站在患者的头部前方，两手插到患者腋前，将其抱在怀内，拉着患者后退行走（图 6-23A）。还可拉患者肩部的衣服将其拉出现场（图 6-23B）。也可将患者的双手交叉放在胸前，施救者双手从患者的腋下穿过，抓住其双手拉动患者或在患者身体下方垫一个布单，拖拉前行（图 6-23C）。

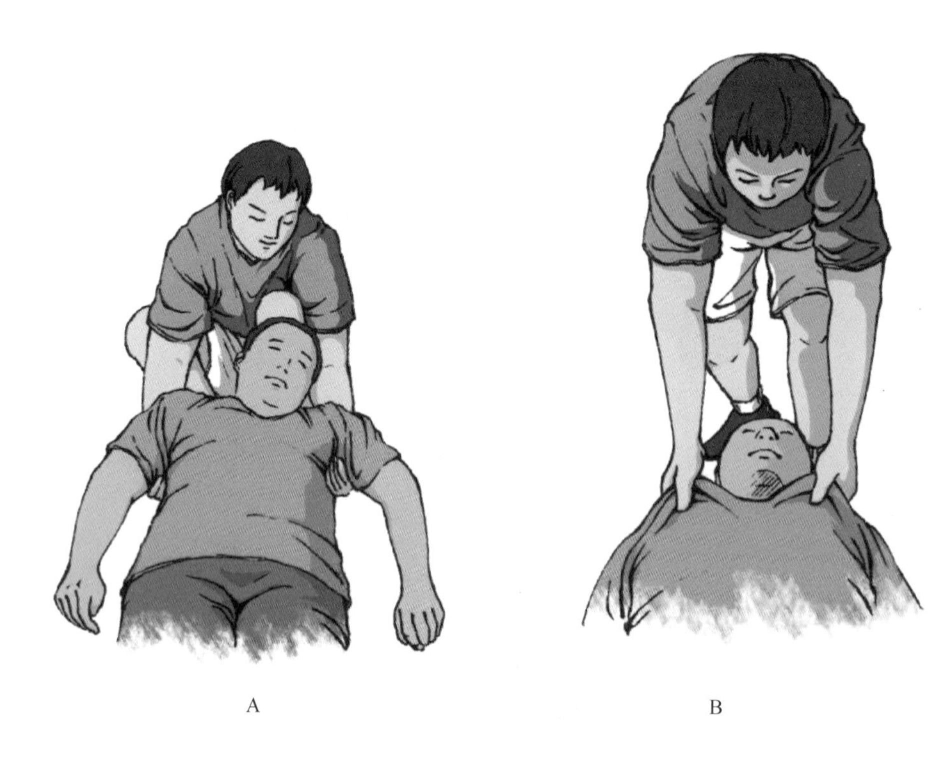

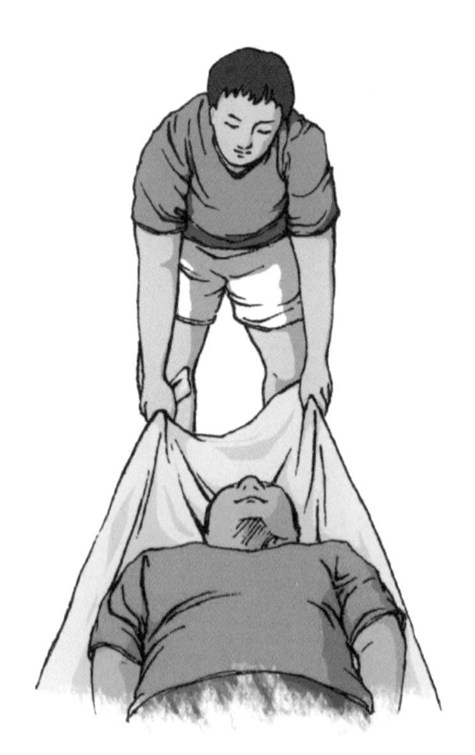

图 6-23　拖拉法

（5）爬行拖拉法：用于下肢活动障碍的清醒患者，施救者屈膝趴在患者上方，患者双手勾住施救者颈部，施救者带动伤员向前爬行（图 6-24）。

2. 双人徒手搬运

（1）拉车式：两名施救者，一人站在患者的后面，两手插到患者腋前，将其抱在怀内；另一人站在患者的前面，跨在患者的两腿之间，两人步调一致慢慢抬起，同步前行（图 6-25）。

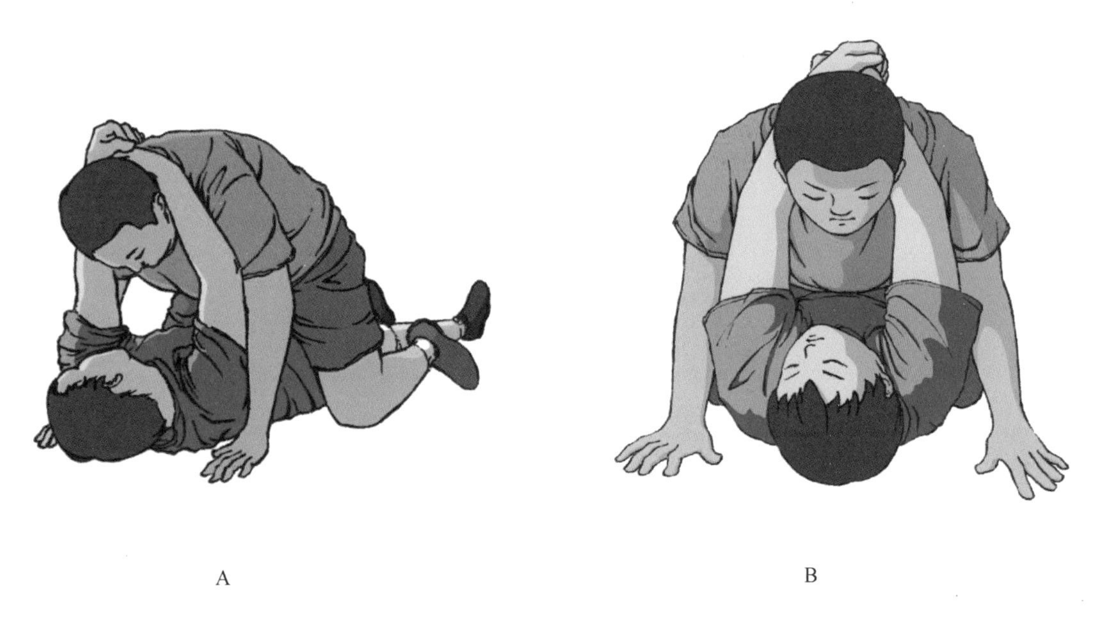

图 6-24　爬行拖拉法

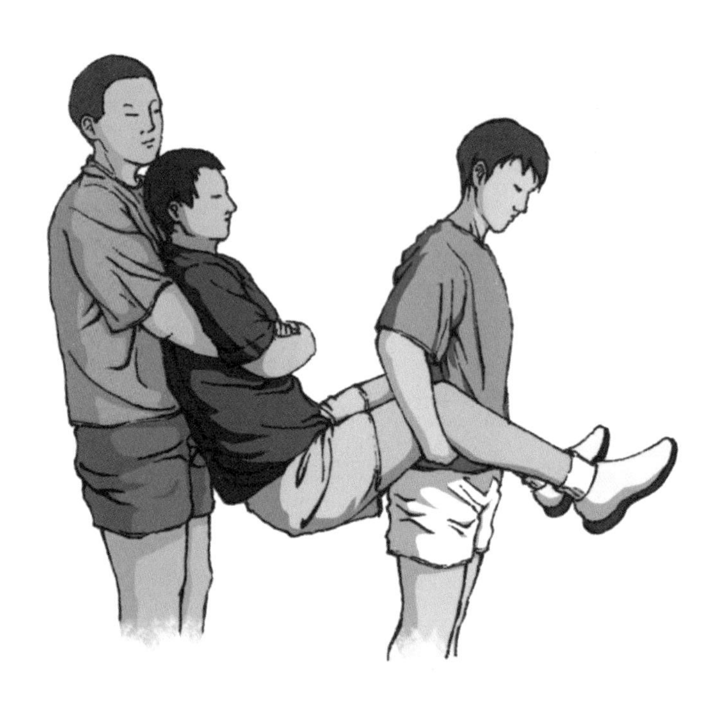

图 6-25　拉车式

（2）杠轿式（抬轿式）：两名施救者先将自身左右手互握，然后两人手再互握（图 6-26A），伤者坐在上面，将伤者抬起（图 6-26B）。

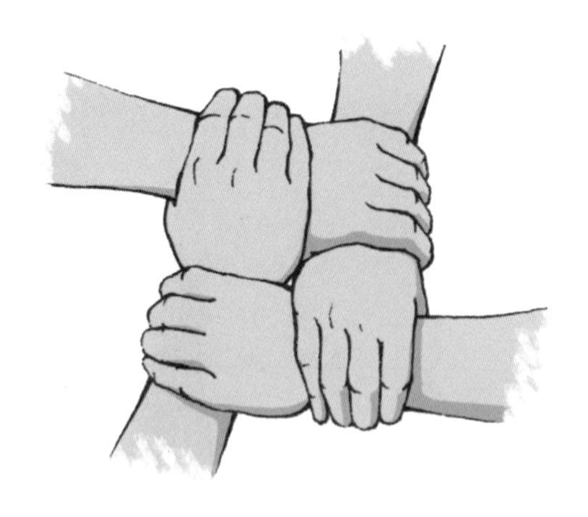

A

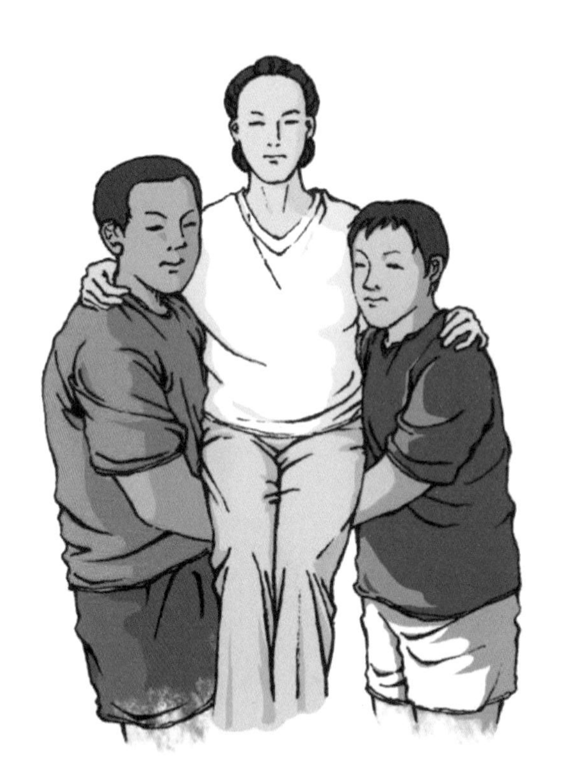

B

图 6-26　抬轿式

（3）扶持式：两名施救者分别站在患者的两侧，患者的双臂分别搂住施救者的头颈，施救者用外侧的手拉住患者的手腕，两名施救者另一只手在其背后交叉，抓住患者的腰部扶持行走（图 6-27）。

3. 多人徒手搬运：颈椎损伤的患者，一般需由 3 ～ 4 名施救者参与搬运，首先由施救者 1 给予患者头部固定，其他 3 名施救者分别托住患者的肩、背、腰、下肢，使患者身体保持在一条直线上，由施救者 1 发出指令，4 人同时将患者抬离地面（图 6-28）。

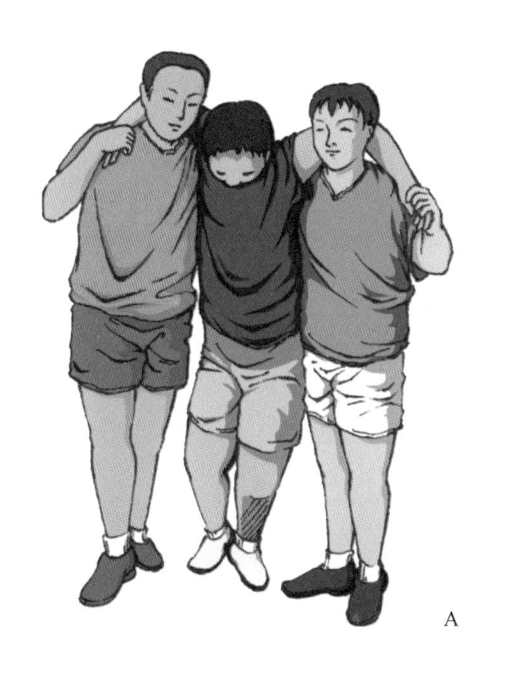

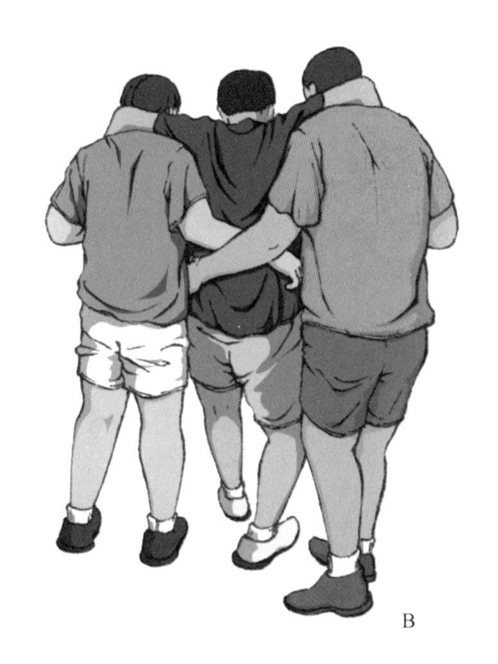

图 6-27 扶持式

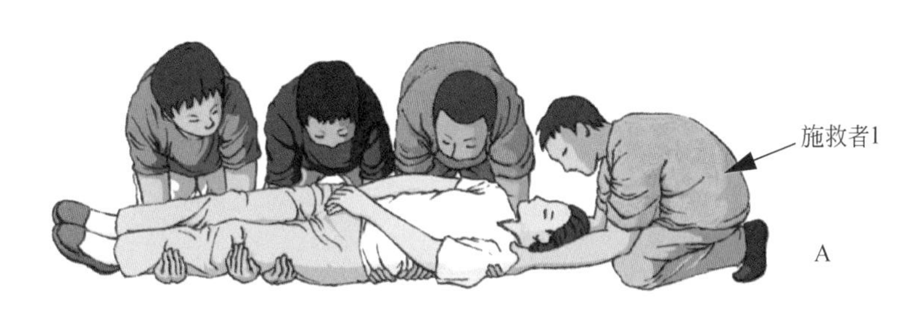

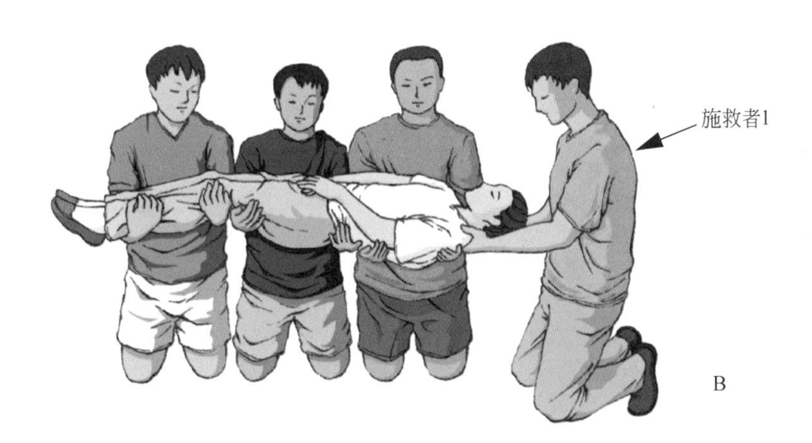

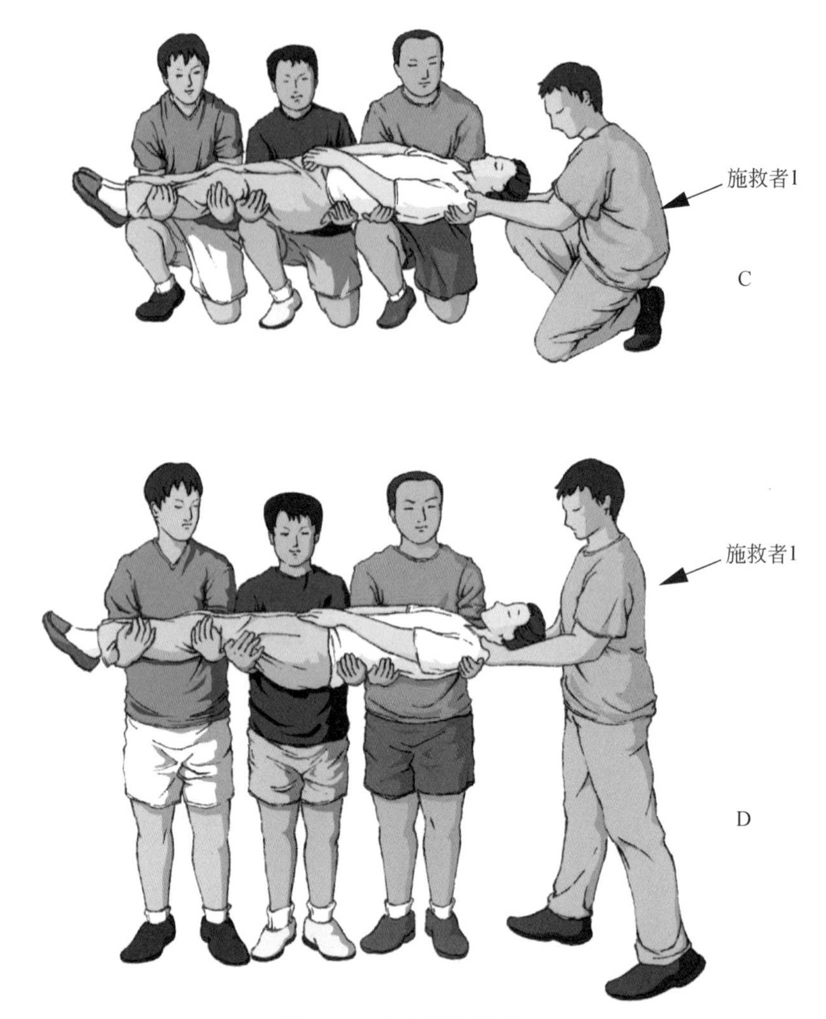

图 6-28 多人徒手搬运

（二）辅助器械搬运

1. 担架搬运：担架是搬运患者的主要工具。常用的担架设备有升降担架（图 6-29）、铲式担架（图 6-30）、脊柱板（图 6-31）。

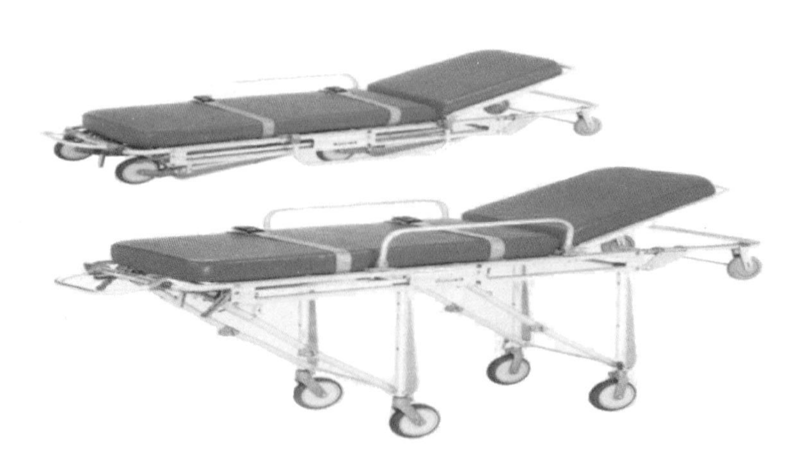

图 6-29 升降担架

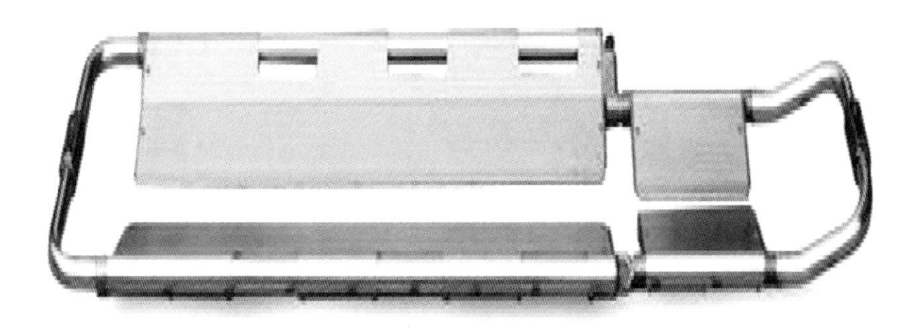

图 6-30　铲式担架

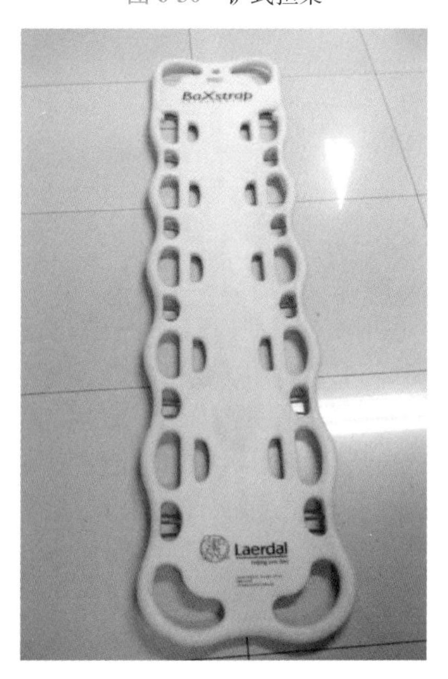

图 6-31　脊柱板

2. 其他器材：可用椅子、毯子、木板等代替，要注意看护患者并绑好安全带，防止患者翻落，上下楼梯时尽可能使患者体位接近水平，并使患者的头部略高位。

四、搬运的注意事项

（一）保护伤病员

1. 多人搬运时，要避免用力不均衡造成患者跌倒摔下。较好的方法是一人指挥或喊口令，其他人配合。

2. 对于开放性骨折、可能存在脊柱损伤的患者，要预防其在搬运中发生继发损伤。

3. 对呼吸困难的患者，搬运时一定要使患者头部稍后仰，开放气道，避免患者头部前屈而加重气道不畅。

（二）自身保护

1. 保护自身腰部：搬运体重较重患者时，可能发生搬运者自身的腰部急性扭伤，科学的搬运方法是搬运者先蹲下，保持腰部挺直，使用大腿肌肉力量将患者抬起，避免弯腰使用较薄弱的腰肌直接用力。

2. 避免摔倒：有时搬运患者需要上下楼，或经过高低不平、湿滑的道路，所以一定要一步步走稳，避免摔倒。

培训要点：

1. 熟悉搬运的目的。
2. 熟悉搬运器材的选择。
3. 掌握搬运的基本原则和注意事项。
4. 掌握不同数量施救者搬运患者的方法和各种搬运方法的适用范围。

第五节　扭伤

一、关节扭伤

人体骨关节周围有软组织包绕，包括韧带、肌肉和肌腱。在剧烈运动、过于用力或者突然活动时，骨和关节周围组织的部分撕裂，即扭伤。更严重的扭伤可出现肌腱、韧带的完全断裂。

肌肉和肌腱的损伤常发生在肌肉和肌腱连接处，如胫腓骨前的肌腱及跟腱。韧带损伤多出现在靠近关节处，通常由于弯曲运动使关节内的骨分离过远，拉伤包绕的韧带。扭伤部位周围可能合并骨折。

扭伤的症状包括受伤部位疼痛及触痛，受伤部位活动困难，受伤部位肿胀、淤青。

二、扭伤的预防

1. 运动前充分热身，使关节周围组织活动充分。
2. 在湿滑地面上要小心行走，避免意外扭伤。
3. 不要穿鞋底被磨损不平的鞋子。
4. 在黑暗中行走容易发生踝关节扭伤，夜间活动要注意照明。

三、扭伤的紧急处理

在扭伤的初期可以按照“冷静高压”原则或“RICE（米饭）”原则进行紧急处理：

1. 冷：受伤部位使用冰敷或者冷敷。用冰袋敷在受伤部位，使局部毛细血管收缩，减少出血及组织液渗出，从而减轻肿胀和疼痛。

2. 静：立即停止受伤部位的活动。让患者坐下或躺平，以舒服的位置支撑住受伤部位，防止进一步损伤。

3. 高：抬高受伤部位。用软垫将受伤部位抬高，增加血液回流，有助于减轻瘀伤和肿胀。

4. 压：用绷带或布料进行加压包扎。在给受伤部位一个舒适的支撑后，在冷敷部位包裹一层软垫，如棉布、织物等，并用绷带包扎。注意需要一直包扎到受伤部位的下一关节。例如对于踝关节扭伤，绷带应从脚趾上一直延伸到膝部以下。

RICE 分别为：Rest（静止休息）、Ice（冰敷或冷敷）、Compression（加压）、Elevation（抬高患肢）

四、注意事项

1. 目前有观点认为踝关节扭伤后应尽早进行功能锻炼，因为关节长时间无负重会产生潜在伤害。

2. 扭伤后切忌推拿按摩受伤部位，切忌伤后立即热敷。热敷可在受伤后 24 ～ 48 小时及之后进行。

3. 扭伤可能合并周围关节骨折、肌腱断裂。如受伤处剧烈疼痛、变形或不能活动，可按骨折处理，应安排送往医院，尽快就医。

特别提示：

受伤初期切忌按摩及热敷。

培训要点：

1. 了解扭伤的症状。
2. 了解扭伤的预防方法。
3. 掌握扭伤的紧急处理原则及处理方法。

第六节 锐器损伤

一、定义

锐器损伤指锐利物体割破伤员皮肤或穿入伤员身体组织造成的损伤，包括切割伤和穿刺伤，主要引起人体结构的破坏和重要器官损伤及失血。

二、锐器损伤的预防

1. 避免小儿接触到锐利的物品。
2. 当进行硬性物体操作时，要采取保护措施。

三、锐器损伤的处理

锐器损伤的主要伤害是组织破损和出血，轻者控制出血后可自行恢复，有器官损伤的或较严重的切割伤需立即到医院处理。被切掉的组织（如断指）需同时带到医院。

1. 按照失血的相关原则进行评估和处理。
2. 如果致伤物体刺入体内，不应当立即拔出，要保护固定后立即送往医院。

特别提示：

切割伤或穿刺伤应当注意止血，并要防止处理过程中的二次损伤。

培训要点：

1. 了解锐器损伤的致伤机制。
2. 了解锐器损伤有异物时的处理。
3. 掌握锐器损伤的止血方法。

第七节　钝性损伤

一、钝性损伤

钝性损伤是指非锐利物体打击人体，也包括人体撞击到其他物体但没有造成体表组织破裂的损伤。钝性损伤常常可以引起内脏破裂或内出血，表面不易发现，风险更大。特别是钝性脑外伤或胸腹部外伤，可以造成颅内出血或心脏、肝脾等破裂出血，可以危及生命。

二、扭伤的紧急处理

任何较严重的钝性损伤都应当到医院进行检查和观察，特别是脑部、胸部和腹部的钝性损伤。并随时观察伤者的意识状态、脉搏和血压（如果可以测量）情况。如果患者感觉口渴，常常提示有内出血的可能。

特别提示：

脑部、胸部和腹部钝性损伤要比开放性损伤危险更大。

培训要点：

1. 了解钝性损伤的定义。
2. 了解钝性损伤的风险。
3. 了解钝性损伤的就诊要求。

第三部分　家庭及现场急症应对

第七章 常见紧急症状识别与现场救治

培训目标：

1. 认识常见的临床表现
2. 掌握测量体温、血压、血糖的方法
3. 掌握各种常见疾病的家庭处理
4. 掌握各种常见病症的就诊标准

第一节　发热

一、正常体温与发热

发热是人体体温高于正常的一种临床表现。测量体温有不同的方法，包括测腋窝温、耳温、口腔温和肛温。最常用的是腋窝温和耳温。正常人腋窝体温为 36 ~ 37.2℃，受个体差异及多种因素影响，每个人体温略有不同。发热按照体温的高低分为低热、中度发热、高热和超高热（表 7-1）。

表 7-1　发热程度

发热程度	体温（℃）
低热	37.2 ~ 38
中度发热	38.1 ~ 39
高热	39.1 ~ 41
超高热	>41

成年人基本能耐受 40℃以下的发热，持续超高热可引起永久性的脑损伤。小儿和婴儿由于神经发育不全，高热常常引起神经反应，表现为抽搐，称为“高热惊厥”。

二、发热常见原因

引起发热的原因很多，大致可分为感染性发热和非感染性发热两类，其中感染性发热最为多见。

（一）感染性发热

感染性发热指各种病原体（细菌、病毒、真菌、支原体、衣原体等）侵入机体引起感染所导致的发热。

1. 病毒感染：最常见的感染性发热包括普通感冒和流行性感冒（简称“流感”），这两种疾病都是病毒感染所致，是季节性疾病。普通感冒常常单发，而流感常常集中发病。对于这种现象目前并没有合理的解释。所有病毒性感染使用抗生素（通常所说的“消炎药”）是无效的，治疗上多以饮水、对症支持、控制症状为主。健康人体对病毒感染有抵抗力，一般在 10 ～ 14 天可以自行好转，不留后遗症。

2. 细菌感染：有些情况需要考虑细菌感染，如感冒后出现咳黄痰、流脓鼻涕等。此时考虑合并有细菌感染。细菌感染很难自行好转，而且感染有可能扩散到全身。此时需要使用对症的抗生素治疗。常见需要使用抗生素的发热疾病有化脓性扁桃体炎、大叶性肺炎、阑尾炎、胆囊炎、泌尿系统感染等。细菌感染需要到医院就诊，在医生检查后，根据医生的建议使用抗生素治疗。

3. 其他感染性发热：包括真菌、寄生虫等感染引起的发热，需要在医生的指导下使用相应的药物。

（二）非感染性发热

非感染性发热的原因很多，包括药物热、结缔组织病、肿瘤、内分泌疾病等。非感染性发热的特点是病程比较长，但患者感觉症状不如感染性发热明显。病情可能出现反复，常常伴有其他症状，如关节痛、皮疹或明显消瘦等。

三、退热与治疗

特别提示：

发热是人体的一种保护反应，一定程度的发热能增强人体对抗病原体的能力，40℃以下的发热一般不会对人体造成伤害，发热的体温高峰和病情的严重程度无关，因此成人 38.5℃以下的发热不用急于退热。

一般认为发热 38.5℃以上，或患者对发热引起的症状不能耐受时，可以采取退热措施。退热的方法包括物理降温和药物退热。

（一）物理降温

1. 用温水或酒精擦浴，擦浴的部位主要是大血管分布区，如颈部、腋窝、腹股沟等。

2. 出汗也是退热的重要方法之一，中医主张发热时大量饮热水、姜糖水等，并加盖衣被促进出汗。这种方法对于“感冒”引起的发热有一定效果。

（二）药物退热

建议谨慎使用。物理降温退热效果不好时才考虑使用药物退热。退热药物的使用也应在医生指导下进行。常用的感冒药中都有退热的药物成分，可以起到退热的作用。

特别提示：

大多数感冒药物中都有退热的药物成分，在服用期间如果未出现高热等情况，不必加用退热药物。

7

四、小儿高热处理

小儿高热（多超过 39℃）时可能出现局部或全身性抽搐，称为高热惊厥。典型表现为双眼上翻、牙关紧闭、全身痉挛、意识丧失。多见于 6 个月到 6 岁的儿童。对于小儿的高热，应及时使用物理方法退热及退热药物。一旦出现抽搐，首先要给予镇静，多数情况惊厥抽搐的时间很短，数分钟能自行缓解，应避免一切不必要的刺激；其次，将儿童头偏向一侧，以免呕吐引起窒息；遇到持续的抽搐建议拨打“120”并尽快送往医院。

五、体温测量方法

（一）腋窝测温法

腋窝测温法是最常用的测量体温的方法，通常使用水银体温计，测量方法如下（图 7-1）：

1. 手握体温计，将储有水银的一头朝前，用力甩动，使体温计内水银平面下降到 36℃以下。如使用电子体温计打开开关即可。

2. 让患者将一侧上臂展开，将体温计水银头放置在腋窝中央处。

3. 让患者回收上臂，使上臂与胸壁贴近。

4. 如此保持 3 ～ 5 分钟，上臂和胸部保持不动，不得摩擦。

5. 取出体温计，在眼部平行位置观看体温计中的水银平面，读取相应数值。

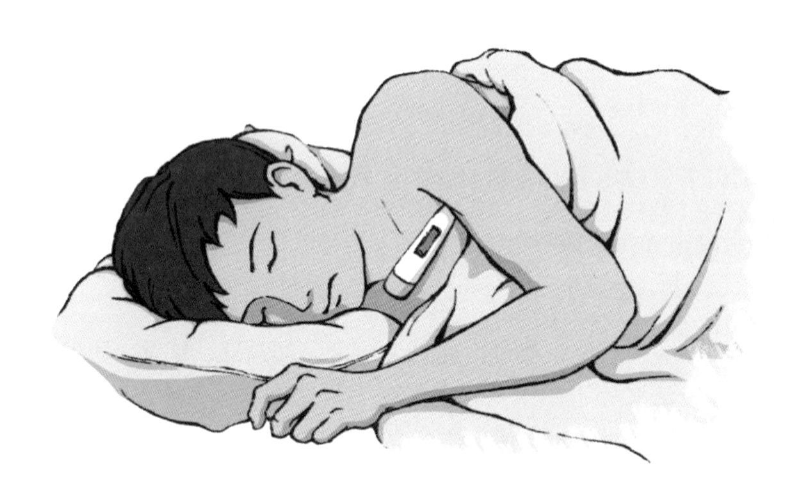

图 7-1　腋窝温度测量

（二）耳温测量法

现在越来越多的人采用电子耳温测量法，特别是对小儿。这种方法快捷且安全，但如果使用不当，容易产生测量误差。耳温测量法的步骤为：

1. 打开耳温枪的开关。

2. 将耳部往后上方拉，让耳道尽量呈直线形，耳温枪测量头插入耳道，对准鼓膜方向（图 7-2）。

3. 待听到“滴”声后，说明测量完毕，取出耳温枪，读取数值。

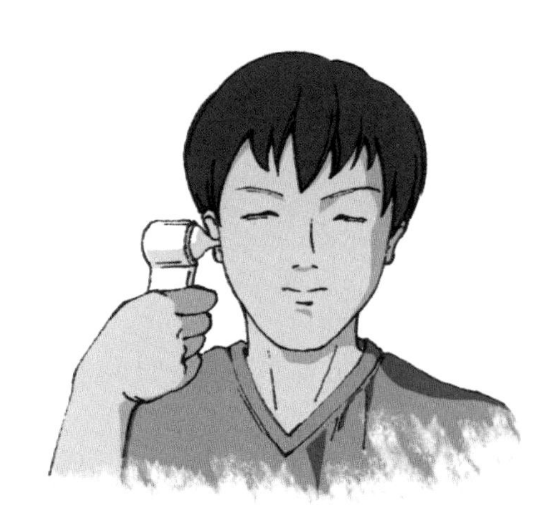

图 7-2　耳温测量法

培训要点：

1. 了解最常见的感染性发热为普通感冒和流感，使用抗生素无效。感染性发热不建议私自使用抗生素，应在医生指导下合理应用抗生素。
2. 了解发热的体温高峰和病情的严重程度无关，发热 38.5℃以上可以采取退热措施。
3. 掌握物理降温方法。
4. 掌握小儿高热惊厥时的注意事项。
5. 掌握体温测量方法。

第二节　非创伤性肢体活动障碍

非创伤性肢体活动障碍多见于脑血管意外。脑血管意外是导致死亡和致残的最主要疾病之一。这类疾病如果能够得到及时、有效的救治，预后可能较好。重要的是，公众应该意识到这种疾病的严重后果，能够及时、有效地对患者进行处置并转诊到有能力救治的医院。

一、脑卒中的类型及现场判断

脑卒中又名脑血管意外，俗称“脑中风”，包括缺血性脑卒中（脑血栓形成和脑梗死）和出血性脑卒中（脑出血和蛛网膜下腔出血）。这类疾病都可以导致脑部血液供应障碍，以发病突然、进展迅速，很快出现神经功能受损为临床特征，致死率、致残率都很高。是目前导致人类死亡的第二大原因。其中缺血性脑卒中更为常见，占脑卒中的 70% ~ 80%。

特别提示：

无论缺血性脑卒中还是出血性脑卒中，如果治疗及时、有效，患者都有完全恢复正常的可能。出血性脑卒中的治疗措施包括手术治疗和介入治疗；缺血性脑卒中的治疗措施是及时溶栓。

（一）脑卒中的类型

1. 缺血性脑卒中：是脑血管被血栓堵塞，血流不通导致的疾病。脑血栓形成是由于血管局部形成血栓堵塞脑血管所致；脑梗死是身体其他部位的血栓脱落（主要来自于心脏）阻塞相应大小直径的脑动脉血管所致。

（1）有以下疾病的患者容易发生缺血性脑卒中，包括：高血压病、糖尿病、高脂血症、动脉粥样硬化、动脉炎、心脏血栓、血液系统疾病等。上述疾病患者容易出现局部血管的斑块破裂，血栓形成或心脏血栓脱落，引起脑血管的堵塞。

（2）缺血性脑卒中患者常见的临床表现：脑梗死的临床表现取决于梗死灶的大小、部位，最典型的表现为突然偏瘫、失语、口角歪斜、单眼一过性失明、偏身感觉障碍等，部分患者出现眩晕、呕吐、视物重影、走路不稳、声音嘶哑、饮水呛咳等症状，可伴或不伴头晕。

（3）脑梗死的现场判断：常见于中老年，可急性起病，也可在睡眠中发生，表现为突然出现偏瘫、言语障碍、口角歪斜等症状，一般无意识障碍。

2. 出血性脑卒中：是脑血管破裂引起的一组疾病，可以发生在脑实质（脑出血），也可以发生在脑实质以外的区域（蛛网膜下腔出血）。前者引起患者偏瘫、失语，后者主要表现有头痛、昏迷。无论哪种情况，如果能够得到及时、有效的治疗，都能避免患者死亡和残疾。

（1）发生出血性脑卒中常见的基础疾病包括：高血压病、颅内血管瘤、血管畸形、血液病、长期口服抗凝药物（如华法林）等。

（2）出血性脑卒中的临床表现：脑出血发病急，常在活动中或情绪激动时突然起病，表现为头痛、呕吐，部分患者可伴有昏迷及抽搐，同时可出现失语、口角歪斜、偏瘫、偏盲等表现。

（3）出血性脑卒中的现场判断：中老年患者，多在情绪激动或活动时发病，迅速出现肢体无力、口角流涎、失语等症状，部分患者存在不同程度的意识障碍，有的患者以突然昏迷为首发表现。

（二）脑卒中的家庭判断

快速识别脑卒中的方法，被总结为“1-2-0”法或“FAST”法。

1.“1-2-0”法：“120”是我国大部分地区的急救电话号码，用这个数字普及脑卒中的鉴别，易于记忆。此法的基本的原则是判断患者面部对称性、肢体力量的对称性和语言的清晰性。有任何一项相对于平时出现变化，都需要考虑是否出现了脑卒中，需要尽快到医院就诊。

“1”：一侧面部与另外一侧面部活动不对称；

“2”：两只手臂平行举起，出现一侧无力；

“0”：语言表达障碍，构音不清。

2.“FAST”法：内容与“1-2-0”法基本相同，但强调了发病的时限性，督促施救者尽快把患者送到有脑血管病治疗能力的医院。

F（Face——颜面）：面部表情僵硬、麻木，一侧无力或视觉出现障碍；

A（Arm——肢体）：肢体无力、麻木、走路困难；

S（Speech——语言）：口齿不清、词不达意；

T（Time——时间）：确定出现时间，以便判断实施血管再通治疗的可能性。

如果患者出现上述方法中的任何症状，应立即拨打急救电话，力争以最快速度把患者送到医院，把握好最佳治疗时机。

二、脑卒中治疗的时效性

脑组织对缺血、缺氧性损害非常敏感。大脑血供中断 10 秒，患者会出现意识丧失；中断 2 分钟，脑电活动停止，4 ~ 6 分钟后就会出现严重的不可逆性损伤，10 ~ 15 分钟出现广泛的脑细胞死亡。因此争分夺秒开通血管，拯救脑细胞，意义重大。在发病 3 ~ 4.5 小时内，最晚不超过 6 小时，通过溶栓药物、血管内治疗或手术治疗等开通堵塞的血管以及减轻颅内压力，从而保证脑细胞的存活和功能，是决定脑卒中患者预后的关键。

在任何情况下，施救者一旦怀疑患者脑卒中，需立即呼叫“120”等当地急救电话进行转诊救治，要简明扼要地提供患者性别、年龄、既往病史、目前状态等信息，使院前急救系统积极联系上级医院，开通绿色通道，做好溶栓、动脉取栓或紧急手术等救治准备。

特别提示

绝大多数急性脑卒中患者发病都在院外，以起病急骤、病情变化快为主要特点，因此院前急救和早期诊断、及时有效转运至关重要，是挽救生命的关键，能降低病残率和死亡率。

对于脑卒中患者，在现场对于原发病没有特殊处理的方法。但如果患者出现了意识丧失（呼叫没有反应），应当摆放昏迷体位，避免患者呕吐窒息（图 7-3）。

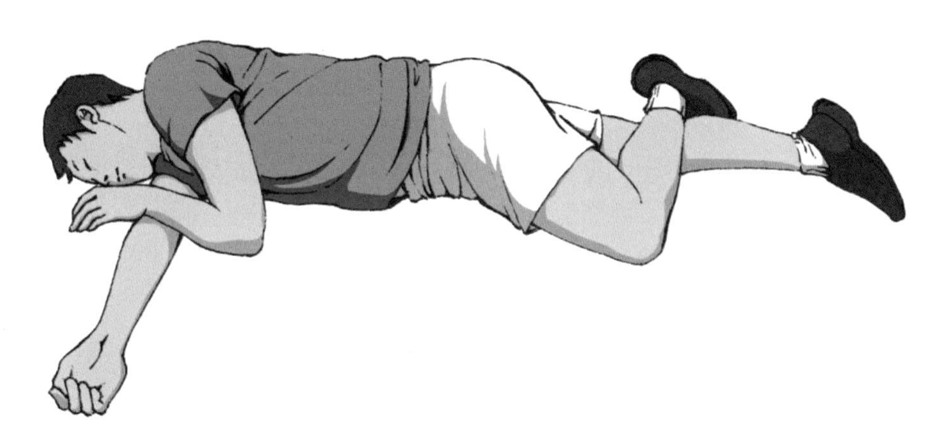

图 7-3　意识丧失患者应当摆放昏迷体位

三、可疑脑卒中的医院选择

如果怀疑患者发生脑卒中，建议立即就近送往医院，但选择的医院必须具有神经内科和神经外科，如有条件，应在最短时间内将疑似脑卒中的患者转运至最近的“卒中中心”。此外，对于可疑脑卒中的患者，应当采用急救车转运，并随时与急救医生密切沟通，争取绿色通道。

四、院前注意事项

1. 在急救人员到达前，施救人员应当采取必要的家庭急救措施，如安抚患者，保证环境安全，对昏迷患者采取“昏迷体位”。

2. 如患者存在一侧肢体明显瘫痪，应取侧卧位，瘫痪侧肢体在上，避免挤压。

3. 取下义齿，松解衣领，防止窒息。

4. 密切关注患者意识状态，如有条件，可为其测量血压、血糖等。

5. 切忌随意搬动患者、乱服药。

6. 如患者出现呼吸、心脏骤停，立即进行心肺复苏。

7. 患者或家属需准备好就诊卡、医保卡、银行卡及可获取的病历资料，并尽可能缩短到医院的救治时间。

特别提示：

患者出现肢体活动障碍、语言（构音）障碍、面部活动不对称、昏迷等表现时，应当高度怀疑脑卒中，应当立即呼叫急救车送往医院，在转运前应当对患者采取必要的抢救措施，重点在于防止呕吐、误吸。

培训要点：

1. 了解脑卒中最常见的类型和临床表现。
2. 掌握“1-2-0”或“FAST”等脑卒中快速识别方法。
3. 掌握脑卒中的溶栓时间窗，了解最近的卒中中心及现场救护事项。
4. 了解早期溶栓的获益，控制危险因素，一旦发生脑卒中可尽早溶栓或介入治疗。

第三节　昏迷

昏迷是完全意识丧失的一种类型，患者对外界的一切刺激无自主反应，表现为在大声呼叫、疼痛刺激等情况下，仍然没有语言、运动及眼部活动等反应，但呼吸心跳存在。在家中或公共区域发现昏迷患者常常可能是发生了脑血管意外（脑卒中）、中毒、糖尿病昏迷（包括高血糖或低血糖）等，其死亡率很高，应及时判断和处理。

特别提示：

昏迷与心脏骤停患者的相同点是患者对刺激的反应消失，不同点是昏迷患者有呼吸和心跳。

一、昏迷的常见原因

1. 脑神经疾病：如脑血管病、脑外伤、脑炎、急性重症感染等，多为突发昏迷。
2. 慢性疾病：常见的有糖尿病酮症酸中毒、低血糖、肝性脑病、尿毒症、肺性脑病等。
3. 中毒：各种中毒都可以引起昏迷，常见的有一氧化碳、安眠药、酒精、农药、重金属或化工毒物中毒等。
4. 物理因素：热射病（中暑）、长时间低体温、电击伤等。

二、昏迷的判断

常常是无意中发现倒地患者，并且呼之不应。此时可以拍打患者，同时大声呼叫，看患者有无回应。若患者能够正常回答问题，则可排除患者昏迷；如果不能正常回答，但肢体可以运动，可以发出声音，眼睛可动，考虑患者浅昏迷；如果声音、运动及眼睛均无反应，但患者的呼吸存在，则考虑患者深昏迷。

三、昏迷的现场处理

急性昏迷是危重情况之一，可能很快危及生命，应该立即呼叫“120”或其他急救系统，并用急救车送医院就诊。

1. 立即拨打“120”或“999”等院前急救系统，尽早安全转诊医院治疗。
2. 如处于高温、低温，有毒物、化工药品等接触的环境，需尽早帮助患者脱离危险环境。
3. 在保证患者安全的情况下，尽量减少搬动。浅昏迷患者可摆放成平卧位，松解衣领，头歪向一侧。切忌头低脚高位，深昏迷患者应当摆放至昏迷体位。
4. 翻身时应整体滚动、保护颈部，身体保持平直无扭曲。
5. 对烦躁不安的患者，需做好保护工作，防止意外发生。

培训要点：

1. 了解昏迷的病因。
2. 掌握昏迷的判断方法。
3. 掌握昏迷的现场处理方法。

第四节　抽搐

抽搐是身体不能控制的持续抖动，也称“强直性痉挛或收缩”。抽搐常常是脑部异常放电所致，是癫痫最常见的临床表现，也可以见于心脏骤停引起的脑部缺氧患者。癫痫是神经系统的常见疾病，是大脑神经元异常放电所造成的临床现象，俗称“羊角风”。

特别提示：

抽搐最常见的原因是癫痫发作。

一、抽搐发作的表现

典型的抽搐发作表现为突然意识丧失、双侧肢体乃至躯干强直后出现阵挛，常伴有眼球上翻、凝视、舌咬伤、尖叫、面色青紫、口吐白沫或血沫、尿失禁等，后期可出现牙关紧闭（图 7-4）。大约持续数十秒或数分钟后呼吸、瞳孔、肌张力、意识逐渐恢复，清醒后患者常有头痛、全身酸痛、嗜睡、意识模糊等不适。

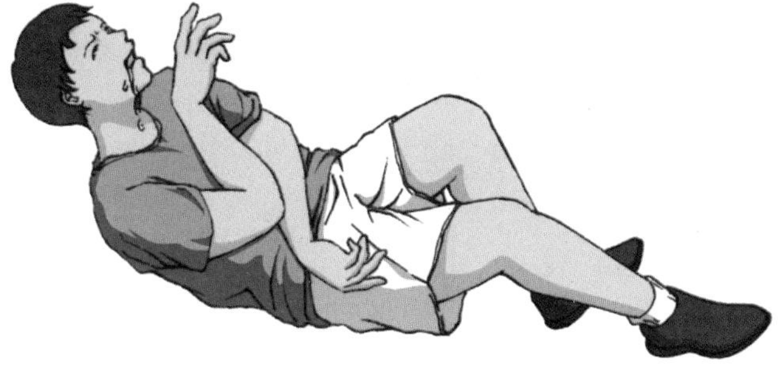

图 7-4　抽搐表现为全身肌肉持续痉挛抖动

二、抽搐的现场处理

1. 患者出现突发意识丧失伴有抽搐，应考虑癫痫发作的可能，特别是全身强直 - 阵挛性发作时需及时给予现场救助。

2. 抽搐可能随时发生，对于站立或坐位出现抽搐的患者，应扶助患者缓慢卧倒，置于安全环境，尽量不随意搬动患者的身体，防止损伤。

3. 患者抽搐时，常常不能任随施救人员安放体位，此时可以尽可能将患者头偏向一侧，解开患者的衣扣、衣领，防止窒息。

4. 如果患者出现牙关紧闭，不要强行撬开牙齿；对于肢体抽搐发作的患者，需适当的扶住患者肢体，在关节部位垫上软垫防止发作时擦伤，避免硬拉扯搬动患者的肢体，避免出现人为的损伤。

5. 密切观察患者的意识、呼吸等生命体征，及时判断是否出现心脏骤停。

6. 当患者抽搐停止，可以与患者交流，安抚疏导患者，视患者需要决定是否启动 EMSS。

7. 在处理患者牙关紧闭和口腔异物时，要保护自己，避免被咬伤。

特别提示：

抽搐发作现场施救重点在于防止患者发生摔伤、窒息及舌咬伤等意外。同时，在清除口腔异物和给患者垫牙垫时，也要防止被患者咬伤。

培训要点：

1. 认识抽搐发作的表现，了解抽搐最常见的原因是癫痫发作。
2. 掌握癫痫典型的临床表现。
3. 掌握癫痫的现场急救方法。

第五节　晕厥

晕厥是指各种原因导致一过性脑供血不足引起的短暂的意识丧失。

一、晕厥常见的原因

1. 反射性晕厥最常见， 包括血管迷走性晕厥、咳嗽性晕厥、排尿性晕厥、颈动脉窦性晕厥等导致的晕厥。

2. 脑源性晕厥包括脑动脉闭塞、高血压脑病、基底动脉型偏头痛等导致的晕厥。

3. 心源性晕厥最危险，包括冠心病、心律失常、心脏瓣膜病、肺动脉高压、先天性心脏病等导致的晕厥。

4. 其他导致晕厥的原因包括哭泣性晕厥、低血糖性晕厥、贫血性晕厥、体位性低血压等导致的晕厥。

二、晕厥的表现和现场判断

1. 晕厥的表现：许多患者晕厥前有头晕、眼花、面色苍白、心慌、大汗等表现，随即出现一过性意识丧失倒地。倒地后患者可很快恢复意识，可伴有恶心、面色苍白、周身乏力等感觉。

2. 晕厥的现场判断：依据患者突然倒地、意识不清、很快恢复，可以做出晕厥的判断。

三、晕厥的现场处理

1. 判断是否晕厥：晕厥、昏迷及心脏骤停鉴别见表 7-2。

表 7-2 晕厥、昏迷、心脏骤停鉴别

症状	表现
晕厥	意识丧失，很快清醒
昏迷	意识丧失，有呼吸
心脏骤停	意识丧失，无呼吸

2. 对于发生在高温、密闭不通气等环境下的晕厥，需立即脱离环境，移至阴凉、通风、安全的地方。对于严重低温的环境，也需尽快脱离环境并注意保暖。

3. 可将患者摆放为平卧位，解开衣领、裤带，以利于患者呼吸和散热。对于出现恶心、呕吐的患者，采取侧卧位或将头偏向一侧，及时取出义齿，清理呼吸道分泌物，防止窒息。

4. 建议患者及时到医院就医，寻找引起晕厥的病因。

培训要点：

1. 了解晕厥常见的病因。
2. 掌握晕厥的临床表现和现场判断。
3. 掌握晕厥患者的现场处理原则。

第六节 眩晕

眩晕是指自身对周围物体定位不清而产生的运动性或位置性错觉，发作时患者有明显的外界物体或自身旋转感，常伴有恶心、呕吐及平衡障碍。

一、眩晕的原因及分类

眩晕可以由控制身体平衡的器官功能障碍引起，包括内耳、小脑、脊髓。

1. 耳源性眩晕：内耳中的平衡器负责人体的定位功能，左右各一，其中有定位方向的半规管，半规管中有液体、耳石和感应细胞。根据半规管内不同部位感应细胞感受到的立体定位，人就会知道自己所处的体位，如站立、仰卧和俯卧。如果两侧的定位不同，人体就无法确定准确位置，其结果就是大脑在“寻找”明确的定位，继而出现旋转的感觉，引起眩晕，称为耳源性眩晕或周围性眩晕（图 7-5）。耳源性眩晕是引起眩晕最常见的原因。

2. 中枢性眩晕：除了半规管之外，中枢神经定位系统出现异常也可以引起眩晕，称为中枢性眩晕。引起中枢性眩晕的后循环缺血可能危及生命，需要尽快鉴别除外。

3. 其他：精神疾患、全身疾病也可能导致的眩晕。

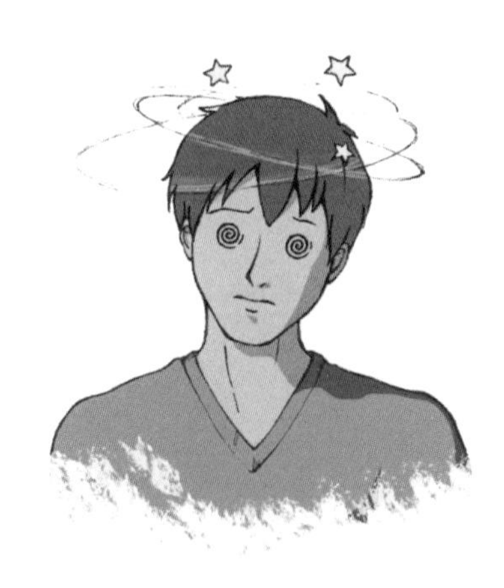

图 7-5　耳源性眩晕

特别提示：

眩晕可能是耳源性的，也可能由神经系统疾病引起，要加以重视。

二、眩晕的现场处理

1. 立即平卧，尽可能避免搬动。
2. 患者可能发生呕吐，及时将头侧向一方或采取俯卧位。
3. 评估意识状态非常重要，是鉴别中枢性眩晕与耳源性眩晕的关键。
4. 如果患者症状较重，或不能除外中枢性眩晕，应当立即呼叫急救车送往医院处理。

三、眩晕的就诊选择

初次出现眩晕的患者，急性发作时要及时选择就近医院的急诊科就诊，并听从医师的建议完善后续治疗。慢性发作可视症状轻重及持续时间确定是否需要就诊，可选择综合医院的神经内科、耳鼻喉科就诊，完善相关检查后明确眩晕原因，针对病因进行预防及治疗。

特别提示：

中枢性眩晕可能是脑供血不足所致，也可能伴有生命中枢的病变，应当立即呼叫急救车送往能够处理脑血管疾病的医院就诊。

培训要点：

1. 了解眩晕的常见病因，中枢性眩晕可能危及生命。
2. 了解眩晕的常见症状。
3. 了解眩晕的现场处理及就诊原则。

第七节　胸痛

一、胸痛的概念和分类

狭义的胸痛是指胸前区出现不适感，包括闷痛、针刺痛、烧灼、紧缩、压榨感等。广义的胸痛是指在胸部不舒服的情况下，伴有面颊及下颌部、咽颈部、肩部、后背部、上肢或上腹部的不适感，表现为酸胀、麻木或沉重感等。

胸痛的病因复杂，根据处理方法和实用角度可将胸痛分为致命性胸痛和非致命性胸痛两大类。大部分胸痛是没有生命危险的，如常见的肋间神经痛、肋软骨炎、胸膜炎等，表现为胸部局部某一个定位点的疼痛、压痛或疼痛与呼吸有关。

特别提示：

目前临床上关注的胸痛不仅是胸部疼痛，还包括胸部压榨感、闷痛、憋气。在广义范围内包括下颌部不适、左上肢麻木、左背部疼痛或上腹部疼痛等。

二、胸痛的常见原因及风险

（一）非致命性胸痛

非致命性胸痛较常见，肋软骨炎、胸膜炎、肺炎、肋间神经痛、焦虑状态等均可引起胸痛，常常不需要紧急处理。

（二）致命性胸痛

致命性胸痛的病因分为心源性与非心源性两类。心源性胸痛的病因包括急性冠脉综合征、主动脉夹层动脉瘤、心脏压塞、心脏挤压伤；非心源性胸痛的病因包括急性肺栓塞、张力性气胸、食道破裂等。

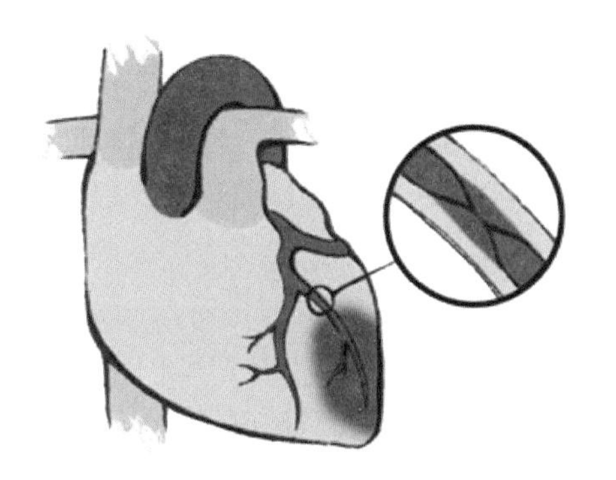
图 7-6　心肌梗死

1. 急性冠脉综合征：急性冠脉综合征（acute coronary syndrome，ACS）是心脏冠状动脉阻塞所致的心肌缺血性疾病。根据阻塞程度分为心绞痛与心肌梗死，前者冠状动脉不完全阻塞，导致心肌缺血，在活动时可能引起心肌供血不足，导致疼痛；后者冠状动脉完全阻塞，即使在安静情况下心肌供血也不能实现，可引起心肌坏死及剧烈疼痛（图 7-6）。

特别提示：

急性冠脉综合征是一组由急性心肌缺血引起的临床综合征。心绞痛指供血血管血流没有完全中断，引起心肌缺血症状。心肌梗死指供血血管血流完全中断，造成供应区域心肌细胞坏死，引发剧烈胸痛。

心绞痛或心肌梗死多由劳累、运动、饱餐、寒冷或情绪激动等因素诱发，通常表现为胸骨后压榨性疼痛、紧缩感、憋闷或烧灼感，可放射至颈部、下颌、上腹部、肩部或左前臂，可同时伴有活动耐量下降。如在静息下发作，胸痛持续时间延长、程度加重、发作频率增加、胸痛持续时间大于 30 分钟，服用硝酸甘油无法有效缓解，或伴有恶心、呕吐、大汗、呼吸困难等表现者应高度怀疑心肌梗死。需要注意的是，老年人、糖尿病患者发生心肌梗死时胸痛的症状常常不典型。

特别提示：

急性心肌梗死的预后取决于梗塞的范围、梗塞时间和阻塞血管的位置。梗塞导致缺血的心肌范围大，患者可出现心力衰竭、休克、心律失常，甚至猝死。数小时内到医院开通被阻塞的血管是抢救唯一有效的手段。

2. 主动脉夹层动脉瘤：主动脉是人体最大的动脉，也是压力最高的血管。主动脉夹层动脉瘤形成的原因是主动脉壁的内层被撕裂，血流涌入撕裂口将血管壁的中层和外层分开，引起血管壁破裂导致死亡。引起主动脉夹层动脉瘤的主要原因是动脉粥样硬化和高血压。患者表现为突然发作的、撕裂样或刀割样的剧烈疼痛，多位于胸前或肩胛骨之间的背部，并且沿着夹层撕裂的路径行走。随着病情的进展，夹层会造成一个或多个动脉分支的血流中断，临床后果轻重与阻塞的动脉相关，例如脑卒中（供应脑部的血管阻塞）、心肌梗死（供应心肌的冠状动脉阻塞）、急腹症（供应肠道的肠系膜动脉阻塞）、急性肾功能衰竭（供应肾脏的肾动脉阻塞）以及神经系统损伤（脊髓动脉阻塞）。一旦血流从夹层流出，可导致大出血而危及生命。

特别提示：

主动脉夹层是主动脉内膜破损、高压血液将内膜和外膜剥离所致。病人可以有剧烈的胸痛，而且随着剥离的进展疼痛位置发生变化。

3. 肺栓塞：常常是下肢静脉的血栓脱落，突然阻塞肺动脉所致。除了血栓性肺栓塞，还有分娩时的羊水肺栓塞、静脉注射时的空气肺栓塞以及长骨骨折的脂肪肺栓塞等。其临床表现和致命风险取决于肺动脉阻塞的程度和患者的健康情况。小的栓子可不引起任何症状，但症状常常突然出现，除了胸痛之外，几乎都伴有呼吸困难、呼吸频率增快，部分肺栓塞以一过性晕厥为首发症状。大面积肺栓塞可引起猝死。下肢水肿、下肢静脉曲张、长时间坐位（如长途飞行）、肿瘤患者、长期使用口服避孕药物等人群易出现血栓，也是肺栓塞的高危人群。

特别提示：

肺栓塞发病突然，症状主要是胸痛和憋气，常常在长途旅行或长期卧床等静息状态后突然活动时发生，外科手术、下肢静脉曲张、长期口服避孕药等为该病的高危因素。

三、可疑致命性胸痛现场处理

任何情况下怀疑患者可能出现致命性胸痛时，都应当立即呼叫急救车将患者送往医院。“时间就是生命”是对这些患者抢救的箴言。目前医疗机构已经能够迅速启动各种预案来抢救每一个进入医院的高危患者。但延误往往发生在患者从症状发生到启动去医院的过程中。因此，提高全民对致死性胸痛的认识是至关重要的。

1. 安慰患者，使其保持冷静，平卧，如条件允许，立即自测或家人协助测量并记录血压、脉搏。

2. 如果出现下列情况中的任何一种，则禁止服用硝酸甘油片：收缩压低于 90mmHg，心率低于 55 次 / 分，或出现头晕、恶心等症状。

3. 如果胸痛剧烈伴有血压明显升高，收缩压高于200mmHg，不能排除主动脉夹层，可以立即给予口服降压药物。

4. 如果胸痛同时伴有明显气短，特别是在长时间坐位、卧位突然活动之后，应当高度怀疑肺栓塞的可能。

5. 上述情况都应该立即用急救车送医院抢救治疗，不可延误时机。

6. 在等待急救车时，除上述处理外，还可以给患者吸氧，让患者采取端坐体位。

7. 密切注意患者的意识、呼吸及脉搏，如果出现心脏骤停应当立即复苏。

四、胸痛的就诊选择

1. 急性发作的胸痛考虑心肌梗死时，应送往能够最快到达的有胸痛中心的医院。

2. 对于怀疑主动脉夹层的患者，应当选择具备心脏内科和心脏外科、胸外科和血管外科的医院。

3. 无论何种情况，首选有上述疾病绿色通道或胸痛中心的医院。

培训要点：

1. 了解并能够识别致死性胸痛。
2. 掌握疑似急性心肌梗死、主动脉夹层、肺栓塞患者的现场处理方法。
3. 掌握急性心肌梗死、主动脉夹层、肺栓塞患者的就诊选择原则。

第八节　心慌

正常心脏的跳动遵循稳定的节律，心率有一定的范围（50 ~ 100次/分）。如果心跳失去正常的节律，或心率变得过快、过慢，称为心律失常。这时患者会有心脏跳动不适感，就是人们常说的心慌，也称为心悸。

特别提示：

正常心跳是规律的，快慢均匀，强弱相当，速率为50 ~ 100次/分。活动时心率会增快，睡眠时会减慢。

一、心慌的常见原因

引起心慌的原因主要有心脏搏动增强、心脏节律失常和自主神经功能紊乱。

1. 心慌的生理原因：健康人在剧烈运动或精神过度紧张，饮酒、喝浓茶或咖啡后可以出现心慌，心率可以明显增快，但心脏跳动的节律不会发生变化。

2. 心慌的病理原因：很多疾病可以引起心跳节律和频率发生改变，即心律失常，包括高血压性心脏病、肺心病、心脏瓣膜病、甲亢、贫血、发热等。当出现心律失常时，患者的主观感觉是心慌。

在医学上，心律失常的分类包括：①心动过速：安静时心跳速度比正常快；②心动过缓：安静时心跳速度比正常慢；③心律紊乱：心跳的节律变为不规律。

特别提示：

引起心慌的常见原因是心律失常。心律失常包括心动过速、心动过缓和心律紊乱。

二、心慌的现场检测

心慌发作常常是一过性的，因此现场检测对于明确病因、采取正确的治疗策略非常重要。最直接的检测方案是自测脉搏，脉搏测量方法如下（图 7-7）。

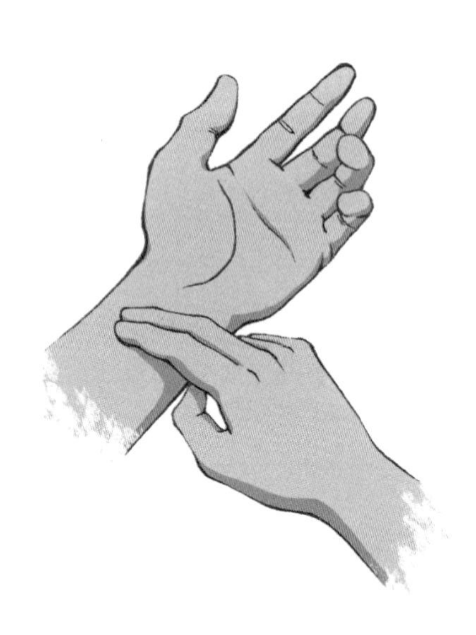

图 7-7　自测脉搏的方法

1. 将一侧手臂放置在桌面或膝上，保持放松。

2. 将对侧示指、中指并拢压在桡动脉处（前臂大拇指侧，手掌与前臂交界处稍上方），力度适中，能感觉到脉搏搏动。

3. 如果脉搏跳动规律，测量 30 秒内的脉搏跳动次数，再乘以 2，获得 1 分钟脉搏跳动的次数。

4. 测量脉搏跳动次数的同时，注意跳动节律是否规律或者有无“停跳”。

此外，还要注意观察心慌发作的诱因、时间、频率、病情进展和伴随症状。

三、心慌的就诊选择

1. 生理性原因引起的心慌在大多数情况下能够自行恢复，不需要就诊。

2. 病理性心慌的后果差异较大，可能完全无害，也可能影响心脏泵血功能或导致恶性心律失常进而危及生命。明确心慌病因的最直观、最有效的依据是心电图，如果患者心慌发作频繁，或有明显的气短等症状，应当尽可能在心慌发作时做心电图检查。

培训要点：

1. 了解心慌的生理性、病理性原因。

2. 掌握自测脉搏的方法。
3. 掌握心慌的就诊选择原则。

第九节　呼吸困难

呼吸困难是患者主观感觉空气不足或憋气，表现为呼吸快、费力，严重时可出现张口呼吸、鼻翼煽动、端坐呼吸及口唇、指甲发紫。呼吸困难患者有呼吸频率、深度和节律的异常。

一、呼吸困难的表现

1. 吸气困难：吸气费力，特征性表现为“三凹征”——吸气时锁骨上窝、肋间隙及胸骨上窝凹陷。
2. 呼气困难：呼气费力，呼气时间明显延长且缓慢，病人常采取前倾坐位，呼气延长，并可以听到呼气时高调的尖叫声（哮鸣音）。
3. 混合性呼吸困难：吸气、呼气均费力，呼吸浅快，病人常常不能平卧。

二、呼吸困难的常见原因

7

（一）气道和肺部疾病

1. 气道阻塞性疾病：急性气道阻塞非常危险，可能短时间危及患者生命，包括急性喉炎、会厌炎、喉与气管异物、慢性支气管炎急性发作、支气管哮喘等。
2. 肺部疾病：包括肺炎、急性呼吸窘迫综合征、肺间质性疾病、肺栓塞等。
3. 胸壁、胸廓及胸膜疾病：包括气胸、大量胸腔积液、胸廓外伤、严重胸廓及脊柱畸形等，还包括膈肌疾病、运动受限膈肌麻痹、大量腹水、腹腔巨大占位等。

特别提示：

呼吸困难是任何原因引起的呼吸费力，患者感觉气体不够用或者呼吸力量不足。有些急性呼吸困难是致命的。

（二）心脏疾病

各种心脏疾病以及所致的心力衰竭、心脏压塞、心律失常都可以引起呼吸困难。主要表现为吸气性呼吸困难或混合性呼吸困难，常在活动时出现或加重，休息时减轻或缓解；卧位加重，坐位减轻。随着病情加重，患者常被迫采取半坐位或端坐位呼吸。右心衰竭患者常采取半坐位来缓解呼吸困难。心包疾病患者喜欢前倾坐位。

（三）其他

1. 酸中毒：糖尿病患者酮症酸中毒、肾衰患者尿毒症代谢性酸中毒等可以引起呼吸深大和呼吸困难；

2. 药物和化学物质中毒：吗啡类、巴比妥类、有机磷中毒、一氧化碳中毒等可直接抑制呼吸或影响氧气在体内的运送，从而引起呼吸困难。

3. 神经肌肉病变：重症肌无力、急性脊髓炎、颅脑外伤等由于呼吸指令的传导障碍或肌无力可引起呼吸困难；长时间精神源性过度通气也可造成患者感觉呼吸困难。

4. 血液循环性疾病：如大出血、严重贫血。

5. 其他：如过度肥胖、甲亢等。

特别提示：

呼吸困难是一种主观感觉，可以由神经系统疾病、胸廓疾病、肺部疾病或气道疾病引起。心肺和气道疾病是引起呼吸困难的主要原因，也是导致死亡的主要原因。

三、呼吸困难的现场处理

1. 保持安静，避免患者情绪紧张。
2. 取半卧位或坐位，减少疲劳。
3. 根据基础疾病给予适当药物治疗，如哮喘发作时使用沙丁胺醇气雾剂平喘。
4. 呼吸困难的患者都应使用急救车转运。
5. 如果现场有吸氧条件，可以给予患者吸氧，等待急救车到来。
6. 如果发现气道异物梗阻，可采用海姆立克手法，具体内容见第二部分 第五章“海姆立克急救法”。

四、呼吸困难的就诊选择

1. 对于有基础疾病（如心脏疾病、慢性气道疾病）的患者突发较严重的呼吸困难、呼吸困难逐渐加重不能缓解或呼吸困难反复发作者，需尽快就诊。

2. 对于无基础疾病、呼吸困难程度较轻的患者可寻找通风良好处休息，保持安静。如症状快速缓解或逐渐减轻，可暂观察。如呼吸困难反复出现或症状进行性加重，需尽快就诊。如有明确气道异物吸入史，应立即救治。

培训要点：

1. 了解呼吸困难的原因和风险。
2. 掌握呼吸困难一般处理措施，了解对哮喘患者使用沙丁胺醇气雾剂的方法。
3. 了解呼吸困难的就诊指征及原则。

第十节　急性血压升高

一、血压升高与高血压病

1. 高血压：血压升高不一定都是高血压病，很多原因可以导致血压升高，包括运动、紧张、某些疾病。

所谓“高血压”是指动脉血管内压力出现增高。至少2次在非同日静息状态下测得血压升高时方可诊断高血压，而血压值应以连续测量3次的平均值计。按照是否有明确引起高血压的原因，可以将高血压分为原发性高血压与继发性高血压。

原发性高血压就是我们通常所说的高血压病，找不到引起血压升高的生理或病理原因；而继发性高血压是由于某种疾病引起的血压升高，如肾脏疾病引起的肾性高血压。

2. 血压正常与异常：目前测量血压通常使用电子血压计，测量时应记录三个指标：收缩压、舒张压和心率。

正常血压范围为（90 ~ 120）/（60 ~ 90）mmHg。

通常在安静状态下，收缩压≥ 140mmHg 和 / 或舒张压≥ 90mmHg 时，提示血压升高。

3. 高血压的危害与风险：因为心脏收缩的目的是向大动脉中射血，血压升高引起的直接损害是引起心脏收缩费力，可以导致慢性心脏衰竭。其次，血压升高可以加重血管壁的损伤，引起动脉硬化，这是心脑血管疾病的危险因素，它可以在很长时间内不表现出任何症状，未经控制的严重或持续的高血压会导致心脏、脑、肾的结构和功能的损害，被称为“隐形的杀手”。

二、急性血压升高的原因

在血压平稳的情况下出现急性高血压常常有明显的诱发因素。急性血压增高可引起心脑血管急性损害，应当加以重视。在日常生活中，如果血压短时间内上升至收缩压＞ 180mmHg 和 / 或舒张压＞ 120mmHg，应当考虑降压处理。导致血压急性升高的原因包括：情绪激动或劳累、自行停用降压药物、各种急性疾病、急性尿潴留、各种原因引起的急慢性疼痛、某些药物作用、惊恐发作、过度兴奋等。

三、高血压“三率”

高血压患者应当提高“三率”，即知晓率、治疗率和控制率。知晓率是指应当知道自己的血压是否升高，以及高血压的危害；治疗率是指在出现原发性高血压后应当采取治疗措施，包括非药物治疗和药物治疗；控制率是指需要将血压控制在安全范围之内。此外，高血压患者最好能够了解自身血压特点、使用药物情况以及并发症情况。

高血压患者的血压控制目标见表 7-3。

表 7-3 高血压患者的血压控制目标

项目（安静情况下）	80 岁以下	80 岁以上
收缩压（mmHg）	100 ~ 140	110 ~ 150
舒张压（mmHg）	60 ~ 90	60 ~ 90
心率（次 / 分）	50 ~ 80	50 ~ 80

糖尿病、肾脏疾病、冠心病、脑血管病等慢性疾病患者，应当根据医生的建议控制血压和心率。

四、高血压就诊选择

1. 有些患者因为头痛就诊时发现血压升高，更多的是在体检中或其他情况下测量血压时发现血压升高，而没有任何症状。首次发现血压升高时，不必惊慌，应当增加血压的测量的次数，晨起和下午各测一次，观察血压是否持续升高。此外，应当去除可能引起血压升高的因素，如饮咖啡、浓茶、失眠等。如果仍然有血压升高，应当到医院门诊就诊，寻求治疗方案。

2. 当血压突然明显升高，特别是达到急症水平时，采用家庭降压措施效果不好，特别是当出现头晕、心悸、胸闷、胸痛等症状时，应及时拨打急救电话，紧急就医，及时接受有效的降压治疗。

3. 如果血压急性升高，不要增加常规使用的降压药物的剂量。因为这些药物常常是缓释的，不能快速产生效果，此时需要使用快速降压药物（根据医生的医嘱）。

特别提示：

高血压是由血管内压力升高引起的。其原因包括血管容积缩小、血液容量增大或心脏跳动增快等。控制血压是降低心脏和脑血管压力、防止心脑血管意外的关键。

五、血压测量方法

1. 测量仪器：

（1）选择经认证的上臂式电子血压计或符合标准的台式水银柱血压计，定期校准。

（2）袖带的大小适合患者上臂臂围，袖带气囊至少覆盖 80% 上臂周径，常规袖带长 22 ～ 26cm，宽 12cm，上臂臂围大者应换用大规格袖带。

2. 测量方法：规范测量血压“三要点”即安静放松、位置规范、读数精准。

（1）安静放松：去除可能的影响因素（测量前 30 分钟内禁止吸烟、饮咖啡或茶等，排空膀胱），安静休息至少 5 分钟。测量时取坐位，双脚平放于地面，放松且身体保持不动，不说话。

（2）位置规范：上臂袖带中心与心脏（乳头水平） 处于同一水平线上（水银柱血压计也应置于心脏水平）；袖带下缘应在肘窝上 2.5 cm（约两横指）处，松紧合适，以可插入 1 ～ 2 指为宜。使用台式水银柱血压计测量时，听诊器胸件置于肘窝动脉搏动最明显处，勿绑缚于袖带内（图 7-8）。

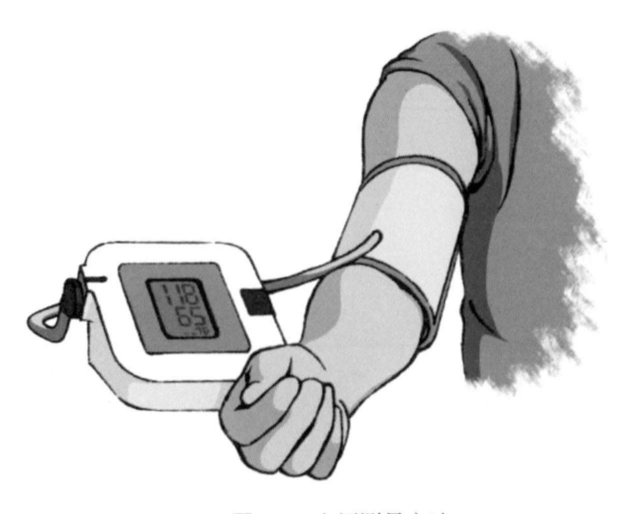

图 7-8　血压测量方法

（3）读数精准：电子血压计直接读取并记录所显示的收缩压和舒张压数值；如果使用水银柱血压计，放气过程中听到的第1音和消失音（若不消失，则取明显减弱的变调音）所指示的读数分别为收缩压和舒张压，眼睛平视水银柱液面，读取水银柱凸面顶端对应的偶数刻度值，即以0、2、4、6、8结尾，如142/94mmHg。避免全部粗略读为尾数0或5的血压值。

3. 注意事项：

（1）首诊测量双上臂血压，以后通常测量读数较高的一侧。若双侧测量值差异超过20mmHg，需就诊除外继发性高血压。

（2）确诊期间的血压测量，需间隔1～2分钟重复测量，取两次读数的平均值记录；若收缩压或舒张压的两次读数相差5mmHg以上，应测量第三次，取最接近两次平均值的读数记录。

培训要点：

1. 了解血压正常范围，了解高血压诊断标准。
2. 掌握高血压药物控制原则。
3. 掌握血压测量的正确方法。
4. 了解血压急性升高的发生机制。
5. 了解高血压就诊时机。
6. 了解急性高血压状态的降压原则。

第十一节　呕吐

呕吐是临床常见症状之一，是胃反射性强力收缩，迫使胃内容物由胃、食管经口腔急速排出体外的过程，可伴有恶心。

引起呕吐的原因很多，最常见的是胃肠道疾病，最危险的是颅脑疾病，特别是昏迷患者的呕吐。

特别提示：

呕吐不仅由胃肠道疾病引起，平衡功能障碍和颅脑疾病也可以引起呕吐，而且常常危险性更大。

一、呕吐的常见原因

（一）胃肠道疾病

1. 急性胃肠炎：急性胃肠炎是呕吐最常见的原因，可以是细菌感染、病毒感染、化学性和物理性刺激、过敏因素和应激因素作用所致。通常有进食不洁食物或冷藏食物历史，患者可伴有发热、腹泻。

2. 脏器疼痛所致呕吐：属反射性呕吐，如急性阑尾炎、胰腺炎、胆囊炎、憩室炎、腹膜炎、重症克罗恩病及溃疡性结肠炎等常伴有呕吐。这些患者多有相应疾病的表现，如腹部发硬、不让触碰，或眼睑及面部发黄等。

3. 胃肠道梗阻：各种原因引起的胃肠道不通畅，食物在胃肠道内不能有效排空，都可引起呕吐。患者常常有腹部膨隆或排气障碍，呕吐物中有前一天吃的食物。

（二）胃肠道以外疾病

1. 妊娠呕吐：是最常见的胃肠道以外因素引起的呕吐，属于正常反应。发生于育龄妇女，伴有月经停止。恶心呕吐常发生于妊娠的早期，于妊娠15周后消失。呕吐多见于早晨空腹时，常因睡眠紊乱、疲劳、情绪激动等情况诱发。

2. 内耳前庭疾病：如晕动症（晕车）、慢性中耳炎引起的迷路炎、梅尼埃病等内耳相关疾病可引起呕吐。这类疾病常伴有恶心、眩晕，同时可能伴有耳鸣。常常在活动时症状加重。

3. 中枢神经系统疾病：脑血管病、颈椎病及各种原因如中枢神经系统感染和颅内肿瘤所致的颅内压增高均可引起恶心呕吐。特别是在急性脑出血或颅脑外伤引起颅内出血时，因颅内压升高引起恶心呕吐。颅脑损伤或意识障碍的患者如果出现呕吐，往往提示病情较重。

4. 药物性呕吐：药物过量或中毒都可能引起呕吐，是引起呕吐的常见原因。化疗药物、麻醉药物、洋地黄类药物、非甾体抗炎药及某些抗生素等均可以通过不同机制引起呕吐。

5. 其他：精神性呕吐、内分泌疾病等引起的呕吐。

二、呕吐的现场处理

1. 对于不伴有头痛，颅脑外伤及昏迷的呕吐患者，可以按照胃肠道疾病进行处理，主要防止患者脱水。如果呕吐不严重，可以适当补充水分。如果呕吐严重，不能进食水，则需要到医院进行补液治疗。

2. 无论何种原因引起的呕吐，如果呕吐频繁，应暂停进食，如症状缓解可先给予清淡流质饮食补充水分，再适当补充维生素，加强营养；避免暴饮暴食，忌生冷瓜果。

三、呕吐的就诊选择

1. 任何发生呕吐物误吸，有明显呛咳或者呼吸困难时，或有可能发生误吸的患者（如深度醉酒或昏迷）均需要就诊。

2. 任何不能排除颅内病变或外伤的呕吐患者，应当尽快选择有脑血管疾病诊疗能力的医院就诊。

3. 呕吐症状不缓解，1小时之内呕吐3次以上，且连续3小时以上，需到医院急诊科就诊。

4. 呕吐物伴有咖啡色液体或者血性液体，考虑有消化道出血的可能，应当尽快到医院急诊科就诊。

5. 患者出现饮食、饮水困难，尿量减少或感到虚弱或头晕，表明有脱水可能，需到门诊或急诊就诊。

特别提示：

如果呕吐患者出现昏迷，应当摆放昏迷体位，防止误吸。

培训要点：

1. 引起呕吐的原因很多，可以由胃肠道疾病所致，也可以由胃肠道以外疾病引起。
2. 呕吐通常是疾病的表现之一，不建议盲目追求症状缓解而应用强镇吐药物。
3. 持续呕吐不缓解或伴随有其他症状、脱水及发生误吸时应及时就诊，特殊人群呕吐需注意避免误吸。

第十二节　腹痛

一、腹痛定义

腹痛是腹部出现疼痛症状的一种感觉，也是腹腔内脏器、胸部可能存在疾病的一种警示信号。腹痛的性质和强度不仅受疾病本身的影响，也受神经和心理等因素的影响。相同病变刺激在不同患者或同一患者的不同时期引起的腹痛在性质、强度及持续时间上有所不同。因此，不但要看患者腹痛的程度，也要根据其他情况来判断是否需要到医院就诊。腹痛是一种极其复杂的症状，有些腹痛来势汹汹但很快缓解；有的腹痛看似温和但其实是“夺命的尖刀”，需要高度重视。

二、腹痛的常见原因

根据出现和持续的时间，腹痛分为急性腹痛和慢性腹痛。引起腹痛的原因包括胃肠道功能紊乱、腹部的炎症、肿瘤、器官破裂、胃肠梗阻、胃肠穿孔、器官缺血等。

（一）急性腹痛

腹痛突然发生，通常比较剧烈，可以是持续的，也可以是持续存在阵发性或者进行性加重。阵发性疼痛多由胃肠道痉挛引起，持续的疼痛进行性加重常常是腹部的炎症或者器官破裂所致，应当加以重视（表 7-4）。

1. 腹腔内脏器疾病：炎症或感染性疾病，如急性胃肠炎、急性胆囊炎、急性阑尾炎、急性胰腺炎等；胃肠道穿孔或破裂，如胃及十二指肠溃疡穿孔、肝脾破裂、异位妊娠破裂等；腹腔脏器阻塞或扩张，如急性肠梗阻、胆结石、肾与输尿管结石等；腹腔脏器扭转，如急性胃扭转、卵巢囊肿蒂扭转等；腹腔内血管阻塞，如肠系膜动脉急性阻塞，夹层腹主动脉瘤等。

2. 其他原因：腹壁疾病如腹壁挫伤、腹壁脓肿、腹壁带状疱疹等；胸腔疾病如急性心肌梗死、心绞痛、大面积肺梗死等；全身性疾病如尿毒症、急性铅中毒等。

表 7-4　腹痛分类及就医标准

表现	可能疾病	就医标准
突发阵发性疼痛，伴有呕吐、腹泻，期间可缓解	胃肠疾病	1. 心率快，口渴 2. 持续不缓解 3. 疼痛难以忍受 4. 大便有脓血或伴有体温升高
突发的腹部剧烈、难以忍受的撕裂样疼痛	大血管疾病	立即卧床，避免用力，拨打“120”
腹痛伴有明显腹胀	肠道疾病	及时就诊
突然腹痛，有明显压痛	器官破裂或穿孔	及时就诊
外伤后腹痛	外伤	及时就诊
持续腹痛，原因不清	中毒、胸部疾病、心脏疾病	及时就诊

特别提示：

1. 腹痛不一定都是腹部疾病引起的，很多情况是有危险的，需要判断情况及时就医。
2. 任何疼痛剧烈的腹痛均建议暂时禁食、禁水。

（二）慢性腹痛

慢性腹痛是指腹部长时间疼痛或者不适，通常会超过两周。导致慢性腹痛常见的原因有慢性胃炎、慢性胆囊炎、慢性胰腺炎、炎症性肠病、肠粘连，慢性肝病、胃肠运动功能障碍、胃轻瘫、功能性消化不良及胃十二指肠溃疡、胃泌素瘤等疾病。还包括比较常见的右侧或左侧腹部不适可以自然缓解的疾病——肝脾曲综合征。

三、腹痛现场处理

引起腹痛的疾病较多，需要判断腹痛是否有危险，以及就医时机。

1. 帮助患者采取有利于减轻疼痛的舒适体位，防止跌倒或坠床。
2. 症状较轻者可给予稀饭、粥、蔬菜等清淡易消化的食物。
3. 当急性腹痛原因不明确或症状较重时，最好禁止患者进食及饮水。
4. 腹痛起病缓慢、疼痛程度较轻，可以自行缓解的，可以择期就医。
5. 急性腹痛原因不明、不能缓解，应当及时就医。
6. 腹部疼痛不建议使用日常的镇痛药物如去痛片等，因为这些药物可能刺激胃肠，反而引起疼痛加重。

特别提示：

腹痛未明确诊断前，不建议自行服用强效镇痛药物，避免因使用镇痛药物而掩盖病情。

培训要点：

1. 了解腹痛是提示腹部或全身疾病的信号，病情可轻可重。
2. 明确急性腹痛原因不明确或症状较重时，应当立即就医。
3. 了解腹痛未明确诊断前不建议自行服用止痛药物，避免因使用止痛药物而掩盖病情。
4. 了解腹痛较重或持续不缓解，亦或腹痛反复发作以及伴有发热、反复呕吐、头晕、口干等表现以及呕血或者便血等症状者，均建议及时就诊。

第十三节　皮疹与过敏

引起皮疹的原因有很多，包括各种感染（特别是病毒感染）、过敏反应和各种皮肤病。日常生活中，引起皮疹最常见的原因是过敏反应，医学上又称变态反应。

一、皮疹的原因及分类

1. 过敏性疾病：过敏反应又称变态反应，是引起皮疹最常见的原因。过敏性皮疹的特点是：出现快，消退亦快；皮肤出现广泛、扁平、自然颜色或红色皮疹，可以有瘙痒，多不伴有发热。患者常常有药物、海鲜或干果等进食史。

2. 感染性皮疹：很多感染性疾病可以伴有皮疹，需要特别注意，尤其是小儿。这些患者多有发热，同时或随之出现皮疹。很多常见的病毒性疾病以及某些传染病都可能伴有皮疹，如水痘、伤寒、麻疹等。感染性疾病最重要的特点是伴有发热。

3. 皮肤疾病：如牛皮癣、湿疹等。

二、皮疹与过敏的现场处理

下列情况可观察：

1. 不伴有发热的急性皮疹，特别是荨麻疹。
2. 局部皮疹，症状较轻。
3. 对于症状较重的过敏性皮疹可以服用苯海拉明、氯雷他定等抗过敏药物治疗（按照说明书服用）。

三、皮疹就诊选择

（一）需要紧急就诊的情况

如果患者出现皮疹，同时出现下列症状，应当尽快到急诊科就诊：

1. 有喉头堵塞感、胸闷、气急、呼吸有高调声响。
2. 出现头晕、低血压和心率增快。
3. 皮疹伴有恶心、呕吐、腹泻。

特别提示：

到医院看皮疹时，可以选择普通急诊，不一定选择皮肤科急诊，因为大多数医院没有设立皮肤科急诊。

（二）需要尽快就诊的情况

1. 皮疹前或皮疹后出现发热。
2. 皮疹（特别是胸背部皮疹）伴有疼痛。
3. 反复出现或瘙痒较严重的皮疹。

特别提示：

大多数过敏反应仅有皮肤表现而并不发展为过敏性休克，但一旦发生过敏性休克，可出现致死性呼吸循环衰竭从而危及生命，因此发生过敏反应时应迅速处理，一旦出现过敏性休克，应立即送医。

培训要点：

1. 了解皮疹的分类。
2. 掌握皮疹相关疾病的就诊原则。
3. 了解皮疹疾病现场处理。

第十四节　低血糖

人体需要依靠糖和氧气发生氧化反应产生能量。如果血糖过低，人体能量就会供应不足，出现意识改变、休克和昏迷。

特别提示：

糖是人体能量的来源，如果出现血糖供给不足，就会导致意识改变，严重者可以引起休克和昏迷，甚至危及生命。

低血糖不是一种独立的疾病，而是一种状态。当血液中葡萄糖水平降低至2.8mmol/ L时诊断为低血糖；对于糖尿病患者低血糖的标准为3.5mmol/ L。

一、低血糖的原因

未及时进食且活动量过大。特别是糖尿病病人服用或注射降糖药物后，未及时进食或进食量不足，极易引起低血糖。

二、低血糖伤害的程度

当血糖不足时，人体产生的能量就会不足，导致思维、活动障碍，甚至引起昏迷。当患者出现昏迷、行动能力丧失，不能通过进食、进水或其他方法摄入能量时，会造成恶性循环，导致患者发生休克甚至死亡。

低血糖对神经系统有很大影响，尤其是交感神经和大脑。症状的严重程度取决于血糖下降的程度、低血糖持续的时间、机体对低血糖的反应性等。血糖下降越快、血糖越低或持续时间越长，对人的损害越大。

三、低血糖的表现

低血糖的表现主要有两个方面：

1. 神经系统症状：表现为心悸、出冷汗、面色苍白、四肢发凉、手足震颤、饥饿、无力等，约65%的患者会出现此类症状。

2. 精神方面的症状：表现为头痛、头晕、视物模糊、焦虑不安、易激动、精神恍惚或反应迟钝、举止失常、性格改变、意识不清、昏迷、惊厥等。约80 %的患者会出现此类症状。

特别提示：

低血糖主要表现包括饥饿、出冷汗、心慌。检查可以发现心跳加快，血压和血糖降低。

四、低血糖的常见情况

1. 反应性低血糖：反应性低血糖是在无基础疾病或胰岛素瘤的情况下，由于某些诱因造成的低血糖；主要是自主神经功能紊乱所致。中年女性可发生反应性低血糖，常伴有精神因素，症状多而体征少、可自行恢复或稍进食即恢复，无惊厥、昏迷等情况发生。此外，胃切除术后患者常在餐后 2 ～ 3 小时发生低血糖，称为早发反应性低血糖。糖尿病早期或糖耐量减低患者容易在餐后 4 ～ 5 小时发生反应性低血糖，称为迟发反应性低血糖。

特别提示：

引起低血糖的原因很多，应当关注由疾病引起的低血糖。发生低血糖反应后，即使很快恢复仍建议及时就诊，查明引起低血糖的原因。

2. 糖尿病低血糖：糖尿病治疗不当可以引起低血糖，见于药物过量或使用方法不当，如长效、强效磺脲类药物、预混胰岛素、胰岛素强化治疗、饮食不当及体力活动过多的糖尿病患者。在运动、饮食和药物不变的情况下，有些其他疾病或健康情况也可以造成血糖不稳定，特别是老年人以及合并肝、肾、内分泌疾病的患者。

特别提示：

糖尿病患者发生低血糖时应及时补充糖分，并仔细询问患者使用药物的剂型、用量、用药时间及方式。去除诱因，密切随查，防止低血糖复发。糖尿病患者在药物的有效作用期内，常有低血糖的复发，有时患者的治疗需长达一周，血糖恢复、神志清楚后，要及时就医，调整糖尿病治疗方案。

3. 胰岛素瘤引起的低血糖：胰岛素瘤是最常见的胰腺内分泌肿瘤，占全部胰岛内分泌肿瘤的 70 % ～ 75 %。其临床特点为功能性分泌过多胰岛素而致空腹血糖降低，并且由于多次低血糖发作导致中枢神经损害。临床表现为发作性空腹低血糖，特点是：反复发作，多发生于清晨或黎明前及餐前饥饿时；低血糖的症状可以通过静脉注射或口服葡萄糖、进食而迅速缓解，轻者也可因交感神经兴奋代偿性血糖增高而自行恢复。

特别提示：

胰岛素瘤患者以往大多身体健康，无营养不良或消耗性疾病等病史，如果出现反复没有原因的发作性低血糖，应及早就医，明确病因。

五、 低血糖的现场处理

1. 及时发现，及时处理。使用药物治疗的糖尿病患者如果出现心悸（心慌）、出冷汗、饥饿感应当考虑发生低血糖。其他人有类似表现，也应该提高警惕。

2. 立即进食，最快的方法是进食高糖液体或食物（如糖水、巧克力或香蕉）。

3. 如果患者已经昏迷，应当立即拨打“120”。

4. 在等待急救车时，可以给患者口腔内滴入或灌入少量糖水，需要注意的是避免引起呛咳。如果患者清醒过来，无其他不适，可以让患者立即进食，视情况决定是否到医院就诊。

5. 低血糖的预防包括合理调整饮食、运动和药物治疗，所有控制血糖的患者都应当随身携带高糖食物。

六、低血糖的就诊选择

1. 任何低血糖患者如出现意识障碍或无法进食水，都应立即急诊就诊。
2. 经常发生低血糖的糖尿病患者，应尽早到医院调整降糖药物的使用。

特别提示：

低血糖造成的损害是即刻的、极其危险的；相比之下，高血糖引起的酮症酸中毒和高渗昏迷也会危及生命，但低血糖的发生发展更迅速，风险更大。

培训要点：

1. 认识低血糖的危害。
2. 了解低血糖的标准和判断方法。
3. 了解低血糖的处理原则。

第八章 理化因素损伤处理

培训目标：

1. 掌握热损伤的判断和现场处理原则
2. 掌握冷损伤的判断和现场处理原则
3. 掌握溺水的救助原则
4. 掌握扭伤等物理损伤的处理原则

第一节 热损伤

热损伤包括我们通常所说的“烧伤”和“烫伤”，指由火焰、高温液体、高温气体、激光、炽热金属等引起的组织损害。

一、伤情判断

当患者身体接触了炙热物体或蒸汽、液体，产生体表损伤及疼痛，说明其受到了热损伤。根据体表损伤的范围和深度，可以估计热损伤的程度。

1. 热损伤面积确定：热损伤面积是指皮肤热损伤区域占全身表面积的百分数。通常我们用“9 分法”来评估热损伤的面积。所谓“9 分法”就是以“9”为基数，对身体的部位进行分区，以便快速计算出来被损伤身体的面积（表 8-1）、（图 8-1）。

表 8-1 体表热损伤面积计算

部位	面积（%）
头面部	1×9
双上肢	2×9
躯干	3×9
双下肢及会阴	5×9+1

2. 热损伤深度的判定：热损伤的深度采用“三度四分法”（表 8-2）。

表 8-2 三度四分法

分度		表现
Ⅰ		仅伤及表皮浅层，生发层健在，表面红斑，3 ~ 7 天痊愈，不留瘢痕
Ⅱ	浅	伤及表皮的生发层和真皮乳头层，局部红肿，大小不一水疱形成，1 ~ 2 周愈合，不留瘢痕
	深	伤及真皮乳头层以下，创面湿润，红白相间，痛觉迟钝，修复需 3 ~ 4 周，常有瘢痕增生
Ⅲ		焦痂型烧伤，深达肌肉甚至骨骼内脏，创面蜡白或焦黄，甚至碳化。愈合后常形成瘢痕，多造成畸形

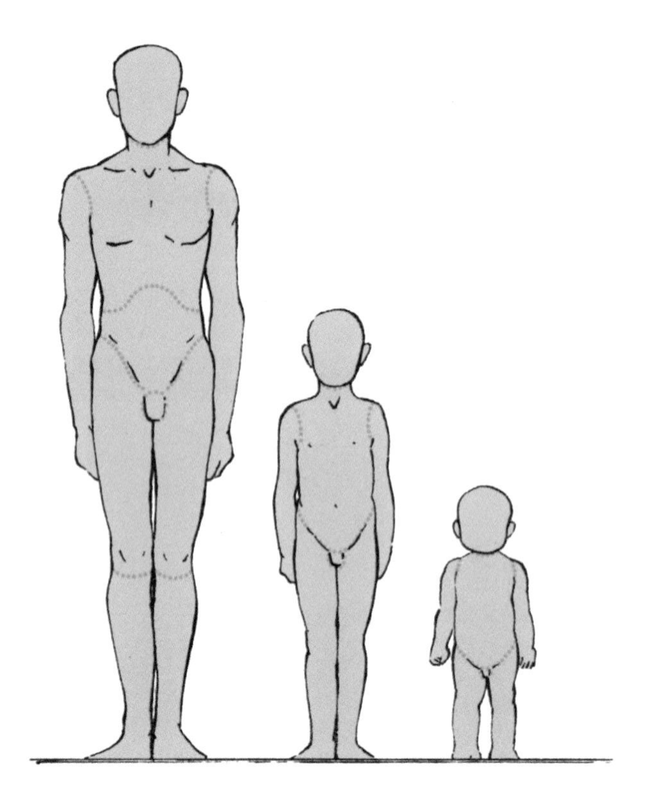

图 8-1　人体体表面积比例

3. 热损伤严重程度：热损伤依据其面积和深度，分为轻中重三个程度（表 8-3）。

表 8-3　热损伤程度

热损伤程度	表现
轻度烧伤	Ⅱ度热损伤面积 10% 以下
中度烧伤	Ⅱ度热损伤面积 11% ~ 30% 或有Ⅲ度热损伤但面积小于 10%
重度烧伤	热损伤总面积 31% ~ 50% 或Ⅲ度热损伤面积 11% ~ 20% 或Ⅱ度、Ⅲ度烧伤面积虽未达到上述百分比，但已经发生休克等并发症

特别提示：

热损伤的严重程度不仅依据损伤范围大小来确定，也取决于损伤引起组织损害的深度。

二、热损伤的现场处理

1. 迅速去除致伤原因并降温：尽快扑灭火焰，脱去着火或沸液浸渍的衣服；阻止伤员衣服着火时站立或奔跑呼叫；及时冷疗防止热力继续作用于创面。对于没有破溃的烫伤，可以立即用冷水冲洗，达到降温的目的。

2. 妥善保护创面：现场救护时，创面要避免二次污染、损伤。可用干净布类保护或简单覆盖后送医院处理。如有水疱不宜挑破，避免在破溃处涂抹任何药物。

3. 保持呼吸道通畅：火焰烧伤常伴有烟雾、热力等吸入性损伤，应注意保持呼吸道通畅。

4. 其他措施：对呼吸心跳停止伤员应及时进行心肺复苏；严重大面积烧伤者，尽量避免长时间运送；严重口渴、烦躁不安者提示休克严重，及时口服含盐饮料；安慰并鼓励伤员。

特别提示：

热损伤的现场处理原则是立即脱离热源、降温和保护创面。

三、热损伤的预防

1. 盛装热食或热水的锅具或家电用品要放在幼童接触不到的地方，并将手把柄朝内面摆放，以免幼童不小心碰倒或拉倒而烫伤。

2. 使用酒精加热时，必须等到火完全熄灭后，才能添加酒精。

3. 地板应具防滑设计并保持干燥、整洁，以免端热汤或热水时滑倒。

4. 厨房内正在烧煮开水及食物时，应特别注意家中幼童动向，大人不要随意离开厨房；煮水时，应将水壶出水口朝墙壁，以免煮沸的热水溅出烫伤幼童。

5. 家中热水瓶或饮水机应置于安全处，并尽量选择有热水出口安全控制装置的产品。

6. 在晃动的环境下（如行走或乘坐交通工具时），不饮用热饮或吃热食。

7. 洗澡时，应先放冷水再放热水，并教导幼童不可单独进入浴室或自行转开热水水龙头，也不可自行进入未试水温的澡盆。

培训要点：

1. 掌握热损伤面积、深度及程度的判定。
2. 掌握热损伤的处理原则。
3. 熟悉热损伤的预防措施。

第二节　中暑

中暑是指在高温和（或）高湿环境下，由于体温调节中枢功能障碍、汗腺功能衰竭和水、电解质丢失过多而引起的以神经和（或）心血管功能障碍为主要表现的急性疾病。

一、中暑分类

根据患者的表现，中暑可分为先兆中暑、轻症中暑和重症中暑。重症中暑又分为热痉挛、热衰竭和热射病。

1. 先兆中暑：在高温环境下，患者出现头痛、头晕、口渴、多汗、四肢无力发酸、注意力不集中、动作不协调等，体温正常或略有升高。

2. 轻症中暑：除上述症状外，体温可能超过 38℃，伴有面色潮红、大量出汗、皮肤灼热或出现四肢湿冷、面色苍白、血压下降、脉搏增快等表现。

3. 重症中暑：分为热痉挛、热衰竭和热射病。

（1）热痉挛：是一种短暂、间歇发作的肌肉痉挛，与钠盐丢失相关。热痉挛常发生于初次进入高温环境工作或运动量过大，大量出汗且仅补充清水（不含有盐分）者。

（2）热衰竭：在高温天气或环境下，大汗造成身体体液丢失、血容量不足为特征的情况。此时，不仅体液丢失，盐分也同步丢失。患者表现为衰弱，多汗、疲劳、乏力、眩晕、头痛、判断力下降、恶心和呕吐，有时可表现出肌肉痉挛、体位性眩晕和晕厥，体温可以升高，但无明显中枢神经系统损害表现。

（3）热射病：是最严重的中暑表现，由于处于持续的高温、高湿环境中，身体温度升高，但无法出汗降温，导致机体核心温度迅速升高，超过 40 ℃，伴有皮肤灼热、意识障碍（如谵妄、惊厥、昏迷）等多器官系统损伤的严重临床综合征。

特别提示：

中暑症状可以很轻，也可以危及生命。出现肌肉痉挛常常是因为电解质（盐分）丢失过多所致；低血压是因为盐分、水分都丢失过多所致。在高热、高湿的环境中，容易出现危及生命的热射病。

二、中暑现场处理

对于中暑的患者，应当立即采取降温措施，快速补充水分和盐分，中度以上中暑者应当立即送往医院治疗。

现场处理包括：

1. 任何有中暑可能的人员都应当及时转移到阴凉通风处。
2. 使患者平躺，在保护患者隐私的前提下，去除衣物，暴露体表，促进散热。
3. 如果患者清醒，可以补充水和盐分，可以采用含有氯化钠的运动饮料或医用口服补液饮料。
4. 出现痉挛者，更应当强调补充盐水或饮用电解质溶液，这可以帮助迅速缓解热痉挛症状。如果症状不缓解，需要送医院进一步诊治。
5. 伴有意识障碍、脉搏快、血压低的患者应当立即送医院抢救。

特别提示：

中暑的现场处理包括脱离高热环境、增加身体散热、补充水分和盐分。

培训要点：

1. 掌握中暑的分类。
2. 熟悉不同程度中暑的临床表现。
3. 掌握中暑的救治原则。

第三节　冻伤及低体温

冻伤是寒冷侵袭所引起的损伤，依据受损伤时环境温度是否达到组织冰点（0℃）以下分为非冻结性冻伤和冻结性冻伤两类。

一、非冻结性冻伤

非冻结性冻伤是指人体接触 10℃以下、冰点以上的低温，在潮湿条件下所造成的损伤，包括冻疮、战壕足、水浸足（手）等。

（一）冻疮

1. 表现：好发于手、足、耳郭及鼻尖等处，易复发。主要表现为局部皮肤有痒感或胀痛的紫红色斑、丘疹或结节病变，可伴水肿和水疱。可出现表皮脱落、出血、糜烂或溃疡，最终形成瘢痕或纤维化。

2. 预防与现场处理：在湿冷天气应当注意保暖，特别是肢体末梢部位，应该佩戴帽子、手套、耳包、围脖等保暖服饰。当出现冻伤或冻疮时，可以外用防冻疮霜剂。

（二）战壕足和水浸足（手）

1. 表现："战壕足"是长时间处在湿冷的战壕中所致的损伤，主要是湿冷所致。在和平时代，此类损伤多见于海员、渔民、水田劳作以及施工人员。长时间冷暴露后，损伤部位最初感觉缺失，经 24 ~ 48 小时暴露，待局部复温后，血管扩张、组织反应性充血，随之出现感觉异常与烧灼样疼痛。局部出现水肿、水疱，可形成溃疡，常伴发蜂窝织炎、淋巴结炎甚至组织坏死。治愈后，组织对寒冷特别敏感，受冷刺激肢端常发紫。

2. 预防与现场处理：在冷水中作业的人员，需要在浸水部位加强保暖及采取冷隔离措施，如穿保暖靴等。对于战壕足，肢体应当尽早脱离湿冷环境，置于温暖、干燥的环境中。抬高肢体、减轻水肿、避免压迫，采取改善局部与全身循环以及抗感染措施。

二、冻结性冻伤

冻结性冻伤是指冰点以下（一般为 -5℃）的低温所造成的机体损伤，又可以分为局部冻伤和全身冻伤（又称低体温症或冻僵）。

（一）局部冻伤

1. 引起局部冻伤和低体温症的原因：长时间暴露于寒冷环境又无充分的保暖措施和热能供给，如野外遇到暴风雪、陷入冰雪中和驻守在高山寒冷地区等；年老、体衰、慢性疾病（痴呆、精神病和甲状腺功能减退症）和严重营养不良患者长时间处在低室温下；意外冷水或冰水淹溺者。

2. 表现及分度：局部冻伤按照其损伤程度和深度可以分为四度（表 8-4）。

表 8-4　局部冻伤程度

程度	累及深度	表现
Ⅰ度	表皮层	局部红肿，有热、痒、刺痛的感觉。症状数日后消退，不留瘢痕
Ⅱ度	真皮层	局部明显充血、水肿，12 ~ 24 小时内出现大小不等的水疱，破溃后流出黄色液体，自觉皮肤发热，疼痛较重，局部触觉迟钝。若无感染，局部可结痂，2 ~ 3 周可脱痂愈合，不留疤痕
Ⅲ度	皮肤全层或皮下组织	创面由苍白变为黑褐色，感觉消失，创面周围红肿、疼痛并有血性水疱形成。若无感染，坏死组织干燥结痂，4 ~ 6 周后坏死组织脱落，形成肉芽创面，愈合慢且留有瘢痕
Ⅳ度	所有软组织层坏死	通常骨骼和关节都可受到影响。局部表现类似Ⅲ度冻伤，周围有炎性反应，易发生感染和湿性坏疽，愈合后多有功能障碍或残疾

（二）全身低体温

低体温一般也可以分为轻度、中度和重度（表 8-5）。

表 8-5　低体温分度

程度	体温（℃）	表现
轻度	32 ~ 35	皮肤苍白，出现“鸡皮疙瘩”，伤员可有疲乏、健忘和多尿，肌肉震颤、血压升高、心率和呼吸加快等症状
中度	28 ~ 32	皮肤紫绀，触摸有大理石感，伤员表现为表情淡漠、精神错乱、语言障碍、行为异常或昏睡
重度	小于 28	表现为少尿、瞳孔对光反应消失、呼吸减慢、僵死样面容，甚至出现心跳和呼吸停止、瞳孔散大、四肢肌肉和关节僵硬

三、冻伤现场处理

所有冻伤患者均应当立即脱离低温环境、迅速复温、及时补充热量、妥善处理创面、防治并发症。

1. 局部冻伤的现场处理见表 8-6，复温后冻伤的皮肤应保持清洁干燥，抬高病变部位、减轻水肿。

表 8-6　局部冻伤的现场处理

程度	现场处理	是否需要就医
Ⅰ度	皮肤应保持清洁干燥	不需要
Ⅱ度	可用软干纱布包扎，避免擦破皮肤、防止压迫，水疱较大者可用注射器吸尽水疱内液体，用无菌纱布包扎，若创面感染，可先用浸有抗生素湿纱布敷于创面，再用冻伤膏，采用包扎或半暴露疗法	需要
Ⅲ度和Ⅳ度	多用暴露法治疗，保持创面清洁，且受冻部位每天在药液中清洗 1 ~ 2 次，还需要注射破伤风抗毒素，应用血管活性药物以及抗生素预防感染等全身治疗	立即就医

2. 低体温症的现场处理：轻度低体温者，应当迅速将患者移至温暖环境，脱去患者潮湿衣服，用毛毯或厚棉被包裹患者身体，使其复温。如能恢复，可不就医。对于出现紫绀、心率增快以及意识障碍的患者，应当在保持温度的情况下，立即呼叫急救车送医院进行救治。

3. 现场复温方法：包括被动复温和主动复温

（1）被动复温：即通过机体产热自动复温。将患者置于温暖环境中，应用较厚棉毯或棉被覆盖或包裹患者复温，复温速度为 0.3 ~ 2℃ / 小时。

（2）主动复温：即将外源性热传递给患者。

1）主动体外复温：直接通过体表升温，用于既往体健的急性低体温者。应用电热毯、热水袋或 40 ~ 42℃温水浴升温，复温速度为 1 ~ 2℃ / 小时。主动体外复温时应将复温热源置于胸部，肢体升温可增加心脏负荷。

2）主动体内复温：静脉输注加热（40 ~ 42℃）液体或吸入加热（40 ~ 45℃）湿化氧气，也可应用 40 ~ 45℃灌洗液进行胃、直肠、腹膜腔或胸腔灌洗升温，复温速度为 0.5 ~ 1℃ / 小时。也可经体外循环快速复温，复温速度为 10℃ / 小时。

特别提示：

迅速复温是急救的关键，但禁用火炉烘烤、用酒精或冰雪揉搓。

培训要点：

1. 掌握冻伤和低体温症的紧急处理。
2. 掌握冻伤和低体温症的预防措施。

3. 掌握迅速复温的注意事项。
4. 了解冻伤的分类和特点。
5. 了解冻伤和低体温的分度。

第四节　电击伤

一、电击伤的基本概念

电击伤是指人体直接或间接接触电源或遭受雷击和电能量，引起的全身或局部组织损伤或功能障碍，严重者可引起心跳、呼吸骤停。当人触电时，电流会瞬间穿过人体，引起肌肉收缩、神经传导异常；而电能转变为热能也会引起组织、器官的热烧伤。

生活中常见的电击伤是电器设备漏电。在自然界中，雷电可引起严重的电击伤；而火灾、地震等灾害也可能继发电击伤。

影响电击伤严重程度的因素包括：电压、电流种类和强度、触电持续时间及电流在人体内的路径等。

通常电压越高，通过人体的电流就越大，危险也越大。家庭或公共场所多为 220 伏的低电压；工业用电多为 380 ~ 1000 伏的高电压，高压线的电压可达 1000 伏以上；而闪电电压可高达上亿伏，为超高电压。

电流类型分为直流电及交流电。其中低频（频率在 15 ~ 150Hz）交流电对人的危险性较大。

电流作用于人体的时间越长，所致损伤越重，危险性越大。

电击伤的特点之一是有电流入口及出口。电流入口为人体接触电源处，出口为身体着地处。因此常见的电流路径有手到手、手到脚、脚到脚等。明确路径有助于判断易损组织及器官。

8

二、电击伤现场处理

1. 评估现场环境，脱离危险区域。

（1）首先需确保施救者自身安全。如果伤员仍然和电源相连，不要直接触碰伤员。如果是高压电电击伤且尚未切断电源，应阻止任何人接近事故现场 18 米以内。因为高压电产生的电弧可跳跃达 18 米。

（2）立即关掉电源或电闸，使触电者脱离电源。如果离电源较远，可用带有绝缘体的电工钳或者有干燥木柄的斧头等绝缘物切断导电体（电线或可能漏电的电器）与患者的接触，或将伤员与电源分开（图 8-2）。

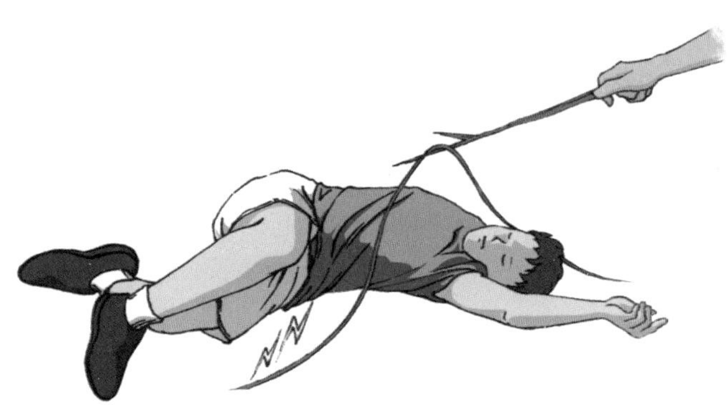

图 8-2　救治电击伤伤员时，要确保自身安全

（3）隔绝电源后，触碰伤员是安全的。

特别提示：

木棍、橡胶手套等并不是绝对安全的，尤其在潮湿或高电压情况下；脱离伤者的导电体仍处于带电状态，不可接触。如为闪电电击伤，应迅速撤离电击现场，因为同样的位置有可能再次遭受电击。

---

2. 电烧伤的处理。

（1）用冷水冲洗受伤部位（包括电流出入口）至少10分钟，或直至伤口局部疼痛缓解。

（2）在受伤局部组织肿胀前，轻轻取下电烧伤部位的戒指、手表、腰带等。

（3）当伤口降温后，可用无菌纱布或能够得到的洁净布品包覆伤口，保护创面、防止污染。

3. 电击伤引起局部出血、骨折等外伤的患者，处理方法参考外伤相关章节。

4. 不论症状轻重，所有电击伤患者均建议转送至医院进行系统的伤情评估，接受专业救治。

5. 如果患者出现心脏骤停，应当在脱离电源后立即进行心肺复苏。

培训要点：

1. 了解电击伤的定义及类型。
2. 掌握电击伤施救时的现场环境评估方法。
3. 掌握电击伤的现场处理方法。
4. 掌握电击伤合并的其他外伤处理方法。

第五节　溺水

溺水是指人淹没于液体中，水、污泥等堵塞呼吸道或（和）因反射性喉、气管、支气管痉挛引起的通气障碍而窒息，导致机体缺氧和二氧化碳潴留。

溺水事故可发生在任何年龄。溺水是16岁以下青少年常见的死亡原因。不会游泳意外落水、游泳时力竭或冷水刺激引发肢体抽搐、跳入浅水区引发颅脑损伤进而溺水、潜水意外或游泳时其他疾病急性发作都可导致溺水。

一、溺水的分类

溺水分干性淹溺和湿性淹溺。

1. 干性溺水：咽喉部受到水的刺激，引起上气道强烈痉挛，以致呼吸道梗阻，从而造成窒息。喉痉挛时心脏可反射性停搏，也可因窒息、心肌严重缺氧而导致心脏停搏。

2. 湿性溺水：人淹没于水中，不能坚持屏气而被迫呼吸后，大量水进入呼吸道和肺泡，阻碍气体交换，从而引起机体严重缺氧。而由于吸入的水成分不同，所引起的病变也有所差异，又可分为淡水淹溺和海水淹溺两类。通常淹溺时间1分钟即可出现低氧血症。而持续5分钟以上即可危及生命，严重者可出现呼吸心脏骤停。

二、溺水的现场处理

（一）溺水者在水中的施救措施

1. 施救者在岸上：施救者在施救前应考虑采取自身危险性最小的方法。可站在岸边，将救生圈、橡胶轮胎、木板、棍棒、树枝或绳索抛给或伸给溺水者让其抓住，使其浮起再将其拉出水面（图 8-3）。同时，应采大声呼救，呼唤专业救援人员。

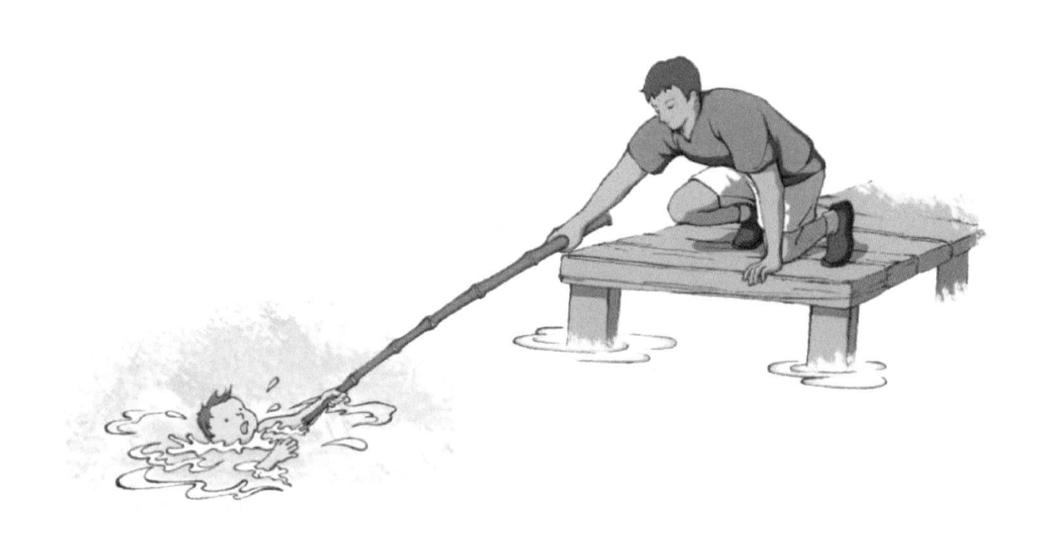

图 8-3　利用工具施救

2. 入水施救：如果施救者受过救生训练，且熟悉水文环境，可考虑入水救援。首选不直接接触溺水者的方式救援，如划船接近溺水者。施救者在下水前将衣服、鞋子脱掉，有条件的情况下做好自身防护（穿戴救生衣等）。

从溺水者背部靠近，一只手抱住溺水者的脖颈，另一只手划水。注意不要让溺水者紧紧抱住自己，如果一旦被抱紧，施救者可让自己先下沉，等溺水者松手再进行救助（图 8-4）。

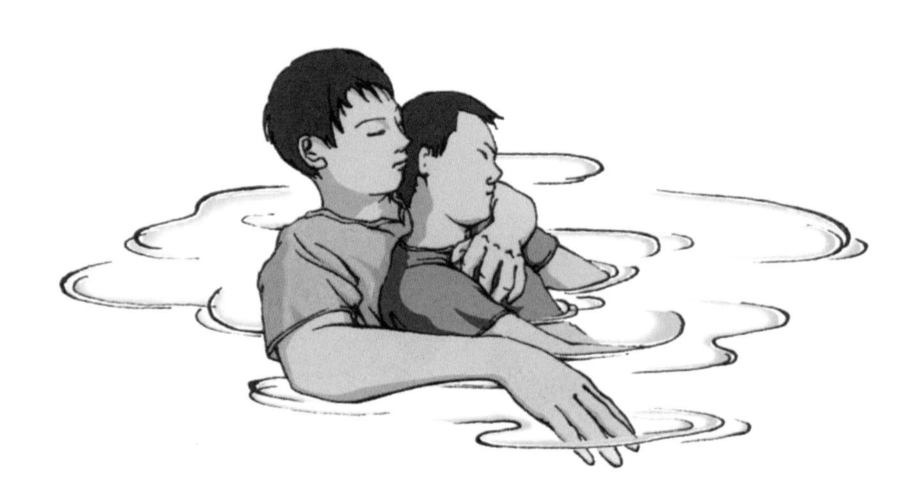

图 8-4　入水施救姿势

（二）溺水者上岸后的施救措施

1. 如溺水者有意识、呼吸及脉搏，可安慰溺水者，并了解情况。因溺水常伴有低体温，需帮助溺水者保暖，换掉湿衣物，盖上衣物或毛毯。溺水后容易出现心力衰竭、肺炎等多种并发症，建议及时送往医院（图 8-5）。

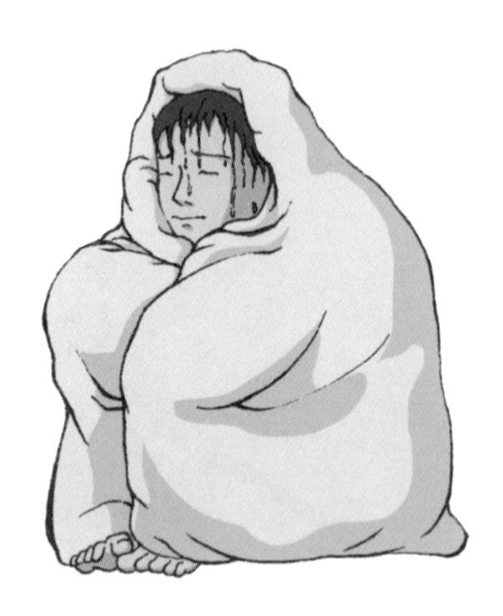

图 8-5　给溺水者保暖

2. 如溺水者无意识，但尚有呼吸及脉搏，应当呼叫救援，同时将溺水者头偏向一侧或采取侧卧位（昏迷体位）（图 8-6），清除口鼻异物，解开衣领并保持气道通畅，等待救援人员。密切观察呼吸、脉搏情况，如果发现呼吸心跳停止，需立即给予心肺复苏。

3. 如溺水者无意识和呼吸，但尚有脉搏，需对患者进行人工通气。患者可能因喉痉挛等原因致呼吸停止，脉搏可微弱濒临停止，此时需立即清除口腔异物，开放气道并予人工呼吸，脉搏心跳可因此迅速增强。如自主呼吸恢复后，可侧卧位，等待救援人员。

4. 如判断患者意识丧失，呼吸、心跳停止，应对溺水者进行心肺复苏。但需强调以下几点：

（1）人工呼吸及供氧应优先。因此复苏时应采用传统的 ABC 心肺复苏急救顺序，即清理口鼻异物、开放气道、人工呼吸，之后给予胸外按压。

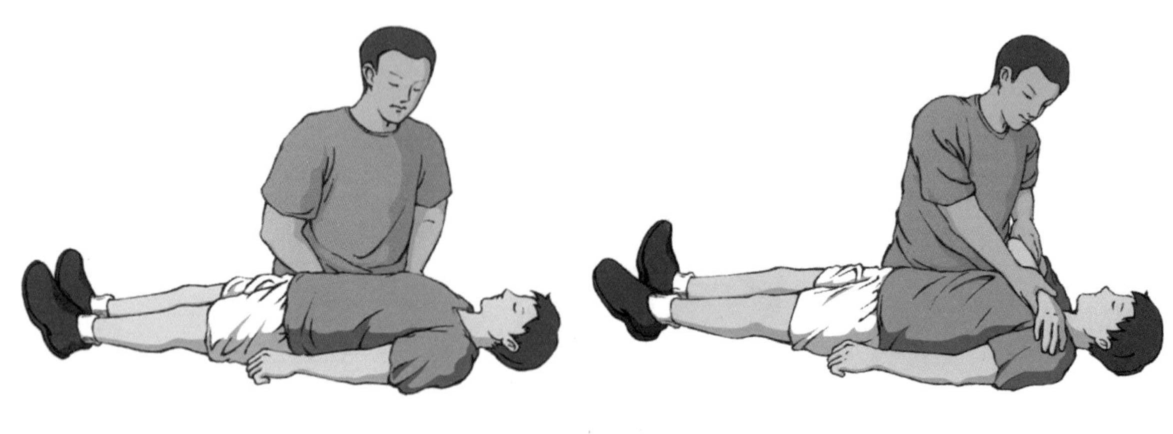

A　　　　B

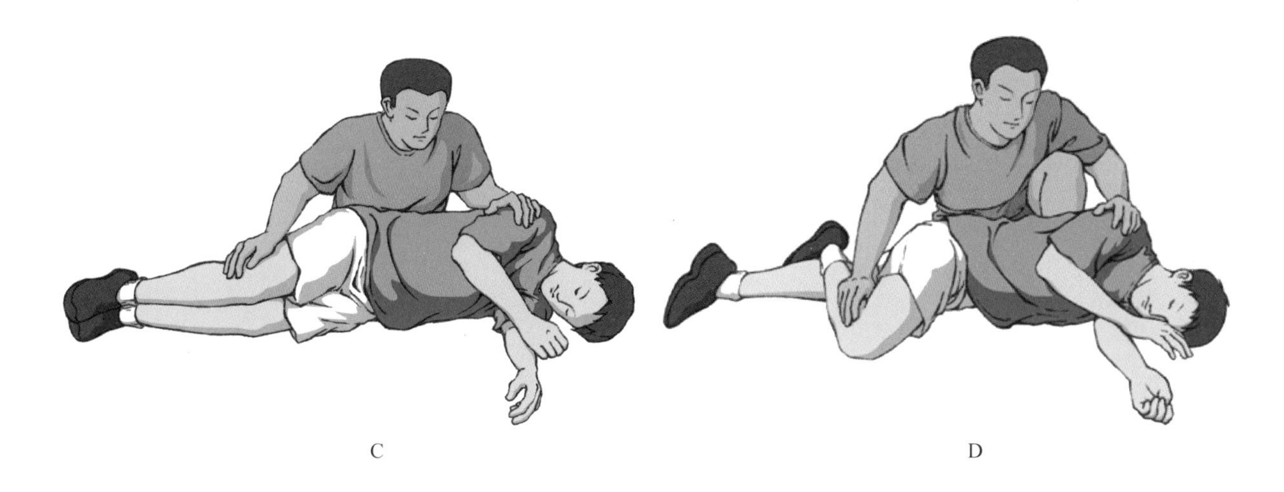

图 8-6　昏迷体位

A. 施救者在患者一侧；B. 将近施救者方向的上肢屈曲在患者胸前；C. 向对侧推动患者肩膀及臂部，使患者侧卧；D. 将患者上方脚屈曲，上方手臂置于头部下方

（2）潮湿环境中使用 AED 并无禁忌，如有条件，可使用 AED。但应注意，AED 的使用不可影响开放气道及人工呼吸，且粘贴电极片前应快速擦干溺水者前胸，避免施救者与溺水者之间有导电介质（如水）。

（3）切记应及时呼救，并持续复苏至患者呼吸、脉搏恢复或急救人员到达。溺水者恢复后可能会伴有呕吐，需使其侧卧或头偏向一侧以确保气道通畅。

（4）需特别强调的是，海姆立克手法及俯卧、倒立控水等方法不适用于溺水者复苏，因其可能延迟通气。

培训要点：

1. 了解溺水类型及特点。
2. 掌握溺水者在水中时的施救方法，强调保护施救者自身安全。
3. 掌握溺水者上岸后的救治方法。

第四部分　生物致伤及中毒

第九章 生物致伤

培训目标：

1. 了解动物咬伤、蜇伤的危险性
2. 掌握动物咬伤伤口处理以及破伤风、狂犬疫苗的注射
3. 了解蛇咬伤的现场处理

第一节 动物咬抓伤

一、动物咬抓伤致伤因素

动物咬抓伤的致伤机制比较简单，是指动物的牙齿咬合或爪抓所致的人体组织器官损伤，常见有宠物、家畜和野生动物咬伤或抓伤或划伤皮肤。轻微咬抓伤仅在皮肤上留下浅表的痕迹，并很快消失；稍重的咬痕形成皮下出血伴有擦伤；严重的咬伤使皮肤的完整性遭到破坏，形成挫裂，甚至组织器官缺损，创缘不整齐；严重者组织或器官部分缺失。抓伤则可能造成皮肤划痕或裂口（图 9-1）。

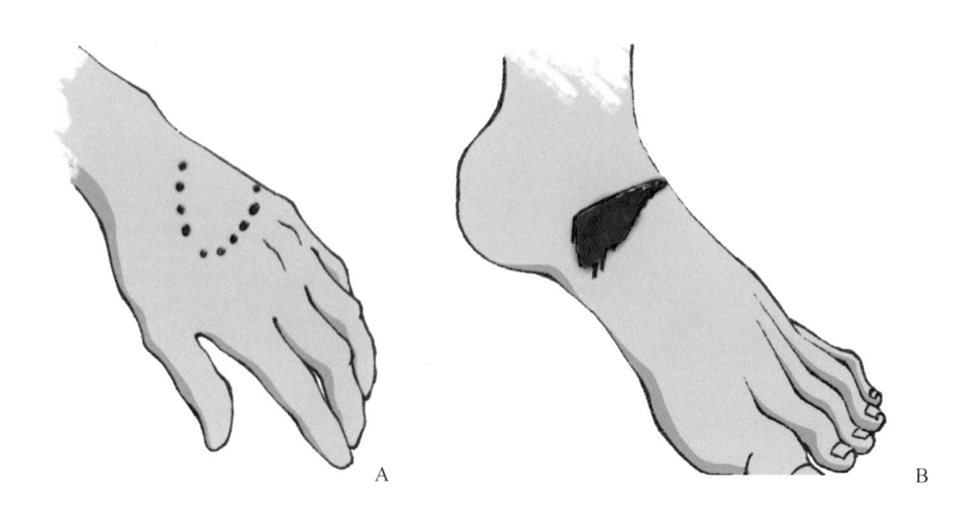

图 9-1 动物咬伤可能只留有齿痕，也可能咬破出血

动物咬抓伤除了组织损伤之外，常常合并创口多种细菌引起复杂的混合感染。

二、动物咬抓伤的现场处理

1. 彻底冲洗：如果被咬伤部位有破溃，应立即对受伤部位进行彻底清洗和消毒，局部处理越早越好。无明显破溃也需要对局部认真清洗，同时仔细观察是否存在小的破口。在清洗时，要用清水、肥皂水、洗涤剂或对狂犬病毒有可靠杀灭效果的碘制剂、乙醇等彻底冲洗伤口至少 20 分钟。

2. 严格消毒：在彻底冲洗后，用 2% ~ 3% 碘酒或 75% 酒精涂于伤口，以清除或杀灭局部的病原体。

3. 伤口暴露：任何伤口都需要到医院进行处理。医生对未伤及大血管的伤口可能会采取暴露及延期缝合策略，伤者需要理解。

三、狂犬病疫苗和破伤风被动免疫治疗的选择

在被动物咬抓伤后，被动免疫治疗原则是越早越好。

1. 常规 24 ~ 72 小时内使用破伤风抗毒素或破伤风免疫球蛋白预防性注射。

2. 猫、犬等动物若健康，可连续观察动物 10 天，若动物出现症状，立即注射人狂犬病免疫球蛋白和狂犬病疫苗。

3. 若明确狂犬病或疑似狂犬病，需立即注射人狂犬病免疫球蛋白和狂犬病疫苗。

4. 臭鼬、浣熊、蝙蝠、狐狸、丛林狼等多数食肉动物咬伤需立即接种狂犬病疫苗。

5. 鼠类等啮齿类动物、家兔或野兔咬伤原则上不需要狂犬病暴露后预防。

培训要点：

1. 了解动物咬抓伤的致伤因素。
2. 掌握动物咬抓伤的紧急处理步骤和方法。
3. 熟悉接种狂犬疫苗及破伤风被动免疫治疗的选择原则。

第二节　节肢动物及昆虫蜇伤

一、节肢动物及昆虫致伤因素

常见的造成蜇伤的节肢动物及昆虫有蜘蛛、蜈蚣、蝎子、蜜蜂及黄蜂。主要引起患者局部或全身的超敏反应和中毒反应。

二、蜇伤的主要表现

1. 蜘蛛

（1）局部表现：蜘蛛蜇伤后局部伤口常有一对小红点，可有疼痛、红肿、水疱、瘀斑，严重时组织坏死，形成溃疡，易继发感染。

（2）全身表现：全身中毒反应可表现为寒战、发热、皮疹、瘙痒、乏力、麻木、头痛、头晕、肌痉挛、恶心、呕吐、出汗、流涎、上睑下垂、视物模糊、呼吸困难、心肌损害等，严重者出现昏迷、出血、休克、呼吸窘迫、急性肾衰竭、弥散性血管内凝血等。腹肌痉挛性疼痛性质类似急腹症。

2. 蜈蚣

（1）局部表现：伤口为一对小出血点，局部红肿、刺痛、瘙痒，严重者可出现水疱、组织坏死、淋巴管炎及局部淋巴结肿痛等表现。

（2）全身表现：全身发硬，一般症状较轻微，可有畏寒、发热、头痛、头晕、恶心、呕吐等，严重者可出现烦躁、谵妄、抽搐、全身麻木、昏迷。过敏反应严重者可出现过敏性休克。

3. 蝎子

（1）局部表现：蝎子蜇伤后局部常迅速出现剧痛，伤口可有红肿、麻木、水疱、出血、淋巴管及淋巴结炎，严重时可有组织坏死。

（2）全身表现：全身症状多见于大蝎子蜇伤或儿童患者，表现为头昏、头痛、呼吸加快、流泪、流涎、出汗、恶心、呕吐，病情进展迅速，重症患者可出现舌和肌肉强直、视觉障碍、抽搐、心律失常、低血压、休克、昏迷、呼吸窘迫、急性心衰、肺水肿，甚至呼吸中枢麻痹而死亡，个别患者发生急性胰腺炎、血糖升高、鼻出血、血尿、胃肠道出血等内脏出血症状及弥散性血管内凝血。

4. 蜂

（1）局部表现：蜂蜇伤常发生于暴露部位，如面、颈、手背和小腿、轻者仅出现局部疼痛、灼热、红肿、瘙痒，少数形成水疱，数小时后可自行消退。蜜蜂蜇伤可见蜂刺，黄蜂则无蜂刺。

（2）全身表现：单个蜂蜇伤很少出现全身中毒症状。黄蜂或群蜂多次蜇伤后伤情较严重，可有头晕、头痛、恶心、呕吐、腹痛、腹泻、烦躁、胸闷、四肢麻木等。严重者可出现肌肉痉挛、晕厥、嗜睡、昏迷、溶血、休克、多器官功能障碍。对蜂毒过敏者可引发严重的全身反应，可表现为荨麻疹、喉头水肿、支气管痉挛、窒息、肺水肿、过敏性休克。蜇伤部位在头、颈、胸部及上肢的患者，病情也较重。

三、毒虫蜇伤的现场处理

1. 蜘蛛：肢体伤口近心端用绷带结扎，结扎肢体每隔 15 分钟放松 1 分钟，总时间不宜超过 2 小时，并立即送往医院进行处理。伤口深、污染严重时，应当注射破伤风抗毒素。

2. 蜈蚣：蜈蚣的毒液呈酸性，用碱性液体（苏打水）能中和。发现蜈蚣咬伤后，可立即用 5% ~ 10% 的碳酸氢钠溶液或肥皂水、石灰水冲洗，然后涂上 3% 的氨水。皮肤出现过敏反应者，用肾上腺皮质激素软膏涂敷。对于症状严重者，立即送往医院治疗。

3. 蝎子：应当立即送往医院进行处理。四肢蜇伤可在伤部近心端绑扎，每隔 15 分钟放松 1 分钟，总时间不宜超过 2 小时。蝎子蜇伤后，应尽早将蝎子尾刺拔除，并抽吸排毒。用弱碱性溶液（如 5% 碳酸氢钠、肥皂水等）或 1 ： 5000 高锰酸钾溶液冲洗伤口，并外用含抗组胺药、止痛剂和肾上腺皮质激素的软膏。

4. 蜂：仔细检查伤口，若尾刺尚在伤口内，可见皮肤上有一小黑点，可用针尖挑出，不可用镊子挤压毒囊。不可挤压伤口以免毒液扩散。也不能用汞溴红溶液、碘酒之类擦拭患部，会加重患部肿胀。尽可能确定何种蜂类蜇伤。蜜蜂的毒液呈酸性，局部可用肥皂水清洗，或 5% 碳酸氢钠溶液或 3% 氨水等弱碱性液洗敷伤口以中和毒液。黄蜂的毒液呈碱性，可用弱酸性液体中和，如用 1% 醋酸或食醋洗敷伤口。局部红肿处可外用炉甘石洗剂或白色洗剂以消散炎症，或用抗组胺药、止痛药和皮质类固醇油膏外敷、红肿严重伴有水疱渗液时，可用 3% 硼酸水溶液湿敷。如出现过敏反应，及时到医院进行处理。

培训要点：

1. 了解蜇伤的致伤因素及可能的严重后果。
2. 熟悉不同种类蜇伤的特征性表现。
3. 掌握毒虫蜇咬伤的紧急处理方法。

第三节　蛇咬伤

我国每年被毒蛇咬伤的患者达 10 万人，死亡率为 5% ~ 10%。蛇活动的高峰期为每年 4 月到 10 月，这段时间也是蛇咬伤的高发时段。

一、蛇咬伤的表现及风险

蛇分为有毒和无毒两种。蛇毒是毒蛇从毒腺中分泌出来的一种液体，主要成分是毒性蛋白质。蛇毒大体分为神经毒素和溶血毒素，两种毒素对伤者引起的症状不同。

1. 神经毒症状：局部症状不明显，伤口一般不红不肿，无渗液、微痛或麻木，常被忽视而不能得到及时处理。患者在 1 ~ 4 小时后可出现全身中毒症状，包括头晕、眼花、四肢乏力、肌肉酸痛，继而上睑下垂、吞咽困难、呼吸肌麻痹、呼吸困难、全身抽搐等症状。这类患者蛇咬伤中毒的死因主要是呼吸抑制。

2. 溶血毒症状：局部症状明显，患者一般都有较粗大而深的毒牙伤痕，伤口剧痛、肿胀、水疱、瘀斑或出血不止，伤口常形成溃疡；全身症状可在 24 小时内出现，主要表现有寒战、发热、全身肌肉酸痛、呕吐、皮下或内脏出血，继而发生贫血、黄疸，严重者可出现弥散性血管内凝血、急性肾衰、心脏骤停等。这类蛇咬伤中毒的死因主要是出血、溶血以及休克。

3. 混合毒症状：具有以上两种毒素的症状。

二、蛇咬伤的现场处理

被蛇咬伤后现场处理依据“三要四不要”原则，见表 9-1。

表 9-1　“三要四不要”原则

三要
1. 要保持镇定，不要到处乱跑，否则会加快血液循环，加速毒液的吸收扩散。尽可能记住蛇的特征，如有条件，可拍照，便于医生对症治疗。
2. 要尽快到附近有医治蛇伤条件的医院救治，先不要处理伤口。
3. 在野外，要用水冲洗伤口。有条件的话，用弹力绷带轻轻绑住伤口上端（近心端），然后送往有条件的医院救治。
四不要
1. 不要用嘴吸毒液，这会使施救者中毒。
2. 不要用手挤伤口，一旦挤破血管会加剧毒液扩散。
3. 不要把绷带绑得过紧，避免被咬伤的组织坏死和破坏伤口处血管，使毒液加速扩散。
4. 不要自行切开伤口，操作不当会导致伤者失血过多和伤口感染。

特别提示：

蛇咬伤后的紧急处理总体原则：保持镇定、防止毒液吸收扩散、迅速排出毒液和使用抗蛇毒血清。

（一）阻止毒液吸收

被毒蛇咬伤后，蛇毒在 3 ～ 5 分钟内迅速进入人体，应尽早防止毒液的吸收。

1. 首先要保持镇定，伤肢制动，受伤后走动要缓慢，不能奔跑，以减少毒素的吸收。

2. 在被毒蛇咬伤后，立即用布条、手巾或绷带等物，在伤肢近侧 5 ～ 10cm 处或在伤指（趾）根部予以绑扎，以减少静脉及淋巴液回流。在送往医院途中，每隔 20 分钟松解一次，每次 1 ～ 2 分钟，以防止肢体瘀血及组织坏死，待伤口得到彻底清创处理后才能解除绑带。

3. 如有条件，在绑扎的同时用冰块敷于伤肢，使血管及淋巴管收缩，减慢蛇毒吸收；也可将伤肢浸入 4 ～ 7℃的冷水中，3 ～ 4 小时后再改用冰袋冷敷，持续 24 ～ 36 小时即可。局部降温同时注意全身保暖。

（二）促进蛇毒的排出

存留在伤口局部的蛇毒，可用吸乳器械、拔火罐等方法，吸出伤口内的蛇毒。

（三）抗蛇毒血清治疗

抗蛇毒血清治疗是根本的治疗措施，需要在医院进行。在毒蛇咬伤 4 小时以内治疗最有效；咬伤 12 小时以上效果不明显。抗蛇毒血清应用后起效迅速，约 30 分钟至数小时神经症状好转。蛇毒半衰期为 26 ～ 95 小时，因此抗蛇毒血清需治疗 3 ～ 4 天。

若不能确定何种毒蛇咬伤，应选用多价抗蛇毒血清。若能确定，选用更有针对性的单价抗蛇毒血清。使用抗蛇毒血清之前应先作皮肤敏感试验，结果为阴性者可注射。

培训要点：

1. 了解蛇咬伤必须到医院进行处理。
2. 蛇毒分为神经毒和血液毒两种，前者局部症状轻，引起神经麻痹；后者局部症状重，引起出血。
3. 掌握蛇咬伤的现场处理。

第十章 生活中常见中毒

培训目标：

1. 了解各种中毒的总体处理原则
2. 了解一氧化碳中毒的现场处理及就诊原则
3. 了解食物中毒的家庭处理及就诊原则
4. 了解口服药物中毒的处理原则

第一节 一氧化碳中毒

急性一氧化碳中毒在我国北方冬季常见。一氧化碳（CO）无色、无臭、无刺激性，常常在不知不觉中造成急性中毒。CO 吸入后，85% 与血液中的血红蛋白结合，形成稳定的碳氧血红蛋白（COHb），进而使血红蛋白不能与氧气结合，造成神经系统、心脏、肾脏、肝脏、骨骼肌等重要脏器尤其是中枢神经系统损伤。

引起 CO 中毒的常见原因有：取暖炉具使用不正确；未正确安装和使用烟囱，居室通风不良；违规安装和使用燃气热水器；生产过程中燃煤锅炉排风系统故障；煤矿瓦斯爆炸；冬季长期处于密闭发动的汽车或开启空调的车内等。

一、一氧化碳中毒的表现

CO 中毒的临床表现与接触 CO 时间长短和吸入浓度有关，CO 接触的时间越长、浓度越高，临床表现越严重。轻者仅表现为头痛、头晕、恶心、通常把 CO 中毒分为轻度、中度和重度三种。

1. 轻度中毒：中毒时间短，患者出现头痛、眩晕、心悸、恶心、呕吐、四肢无力，甚至出现短暂的昏厥，一般神志尚清醒，吸入新鲜空气，脱离中毒环境后，症状迅速消失，一般不留后遗症。血液中碳氧血红蛋白浓度大于 10%。

2. 中度中毒：中度中毒可出现昏迷，但疼痛刺激有反应。皮肤和黏膜呈现 CO 中毒特有的樱桃红色。如抢救及时，可迅速清醒，数天内完全恢复，可能留有后遗症状。血液中碳氧血红蛋白浓度大于 30%。

3. 重度中毒：患者呈现深昏迷，无任何反应，大小便失禁，四肢冰凉，血压下降，呼吸急促，患者会很快死亡。一般昏迷时间越长，预后越差，出现肢体瘫痪等后遗症越严重。血液中碳氧血红蛋白浓度大于 50%。

二、一氧化碳中毒的现场处理

1. 急性CO中毒现场施救的当务之急是使患者脱离中毒环境，立即将患者转移到空气新鲜处，并保持呼吸道畅通。

2. 立即拨打“120”，将患者送至医院就诊。

3. 昏迷患者采取侧卧位，避免呕吐物误吸。如发现患者心跳、呼吸停止，应迅速进行心肺复苏。

4. 特殊职业中毒，比如煤矿内瓦斯爆炸等，必须有经过培训的专业救助人员才可下井救人，下井时须携带给患者使用的吸氧装置。

培训要点：

1. 了解一氧化碳中毒的常见原因。
2. 了解一氧化碳中毒分型。
3. 掌握一氧化碳中毒的现场处理。
4. 掌握一氧化碳中毒救护法及注意事项。

第二节　食物中毒

食物中毒是指所有因进食了受细菌、病毒或寄生虫等污染，以及含有化学品或天然毒素（如毒蘑菇）的食物引起的中毒反应。根据致病源的不同，食物中毒可以分为细菌性食物中毒、病毒性食物中毒、真菌（霉菌）食物中毒、动物性食物中毒、植物性食物中毒、化学性食物中毒六类。不同于感染性腹泻等传染性疾病，食物中毒无传染性，虽然在表现上都可能有呕吐和腹泻。

一、食物中毒的特点

1. 由于同一食物往往有多人共同进食，因此常常多人同时出现不适，发病呈暴发性，短时间内可能有多人发病。

2. 同时进食同一种食物的中毒患者一般具有相似的临床症状，常常表现为恶心、呕吐、腹痛、腹泻等消化道症状。

3. 食物中毒患者不具有传染性。

二、食物中毒的表现

1. 细菌性食物中毒：指摄入被细菌或细菌毒素污染的食品而引起的中毒，是最常见的食物中毒类型。在夏秋季多发，与高温、高湿的环境易于细菌生长繁殖有关。凉菜、肉食类食物是引起细菌性食物中毒的主要食品。症状多以胃肠炎症状为主，如恶心、呕吐、腹痛、腹泻等。我国引起细菌性食物中毒常见的细菌有沙门氏菌、葡萄球菌、大肠杆菌、肉毒杆菌等。多数细菌性食物中毒患者预后良好，病死率低，小部分特定细菌性食物中毒的患者病死率较高，如李斯特菌、肉毒杆菌、椰毒假单胞菌酵米面亚种等引起的食物中毒。

2. 病毒性食物中毒：指摄入带有病毒的食品而引起的中毒。症状多以胃肠炎症状为主，如恶心、呕吐、腹痛、腹泻等。常见的引起病毒性食物中毒的有：轮状病毒、腺病毒、诺瓦克病毒、甲型肝炎病毒、爱知病毒等。

3. 真菌（霉菌）性食物中毒：主要发生于食用被霉菌及其代谢产物污染过的食品后。一般烹调方法加热处理不能破坏食品中的霉菌毒素。霉菌生长繁殖及产生毒素需要一定的温度和湿度，因此中毒往往有比较明显的季节性和地区性。霉菌及毒素种类较多，毒性强弱不同，中毒后的表现差别也很大，常见的引起真菌性食物中毒的真菌有：曲霉菌如黄曲霉菌、棒曲霉菌、米曲霉菌等。

4. 动物性食物中毒：食用某些本身含有有毒成分的动物或动物组织的食物引起的中毒。依据有毒成分的不同，中毒后的表现差别较大。轻者可仅出现胃肠炎等消化道症状，严重者可出现神经、肝脏、血液系统等损害而死亡。近年，我国发生的动物性食物中毒主要是河豚鱼中毒，其次是鱼胆中毒。进食有毒的河豚鱼后 2 ～ 3 小时会引起舌头或手足麻木。超过 4 小时以上便会出现呼吸麻痹而死亡。

5. 植物性食物中毒：主要有三种：①将含有天然有毒成分的植物或其加工制品当作食品，如桐油、大麻油等；②在食品加工过程中，将未能破坏或除去有毒成分的植物当作食品食用，如木薯、苦杏仁等；③在一定条件下，食用大量含有有毒成分的植物性食品，如鲜黄花菜、发芽马铃薯、未腌制好的咸菜、未烧熟的扁豆、毒蘑菇、银杏果等。不同植物中的有毒成分不同，一种植物中往往含有多种毒素，毒性强弱差异较大，中毒后的表现也并不完全相同。常见的表现有恶心、呕吐、腹泻等消化道症状以及神经系统症状，如幻视、胡言乱语等。大多数植物性食物中毒患者预后良好，但部分毒性较强的植物中毒患者症状较重，严重者可导致死亡，如毒蘑菇（毒蕈）中毒等。

6. 化学性食物中毒：指食用含有有毒金属、非金属及其化合物以及农药和亚硝酸盐等化学物质污染的食物而引起的中毒。包括：①误食被有毒害的化学物质污染的食品；②食用添加非食品级的、伪造的或禁止使用的食品添加剂、营养强化剂的食品，以及超量使用食品添加剂而导致的食物中毒；③因贮藏等原因，造成营养素发生化学变化的食品，如油脂酸败造成中毒。一些含一定量硝酸盐的蔬菜，贮存过久或煮熟后放置时间太长，细菌大量繁殖会使硝酸盐变成亚硝酸盐，亚硝酸盐进入人体后，可使血液中低铁血红蛋白氧化成高铁血红蛋白，进而失去输氧能力，造成组织缺氧。严重时，可引起呼吸衰竭而死亡。

三、食物中毒的现场处理

1. 一旦出现食物中毒，应立即停止可疑引起中毒食物的摄入，并将食物留样，以备专业人员检测，确定中毒的原因及类型。

2. 催吐：可自行用手指伸入咽喉的深部，刺激咽后壁引起反射性呕吐，将已摄入的有毒食物呕出。

3. 尽早到医院就诊，症状较重时及时拨打“120”。

4. 如进食同一食物后多人出现症状，症状较轻或未中毒者尽快拨打“120”并说明现场情况。现场食物应封存。病情较重者，可由未中毒者或症状较轻者将其平放在地上，头偏向一侧，避免呕吐误吸。昏迷的患者应由施救者检查颈部动脉搏动及呼吸，如不能摸到颈动脉搏动，立即开始心肺复苏术。

四、食物中毒的预防

1. 不吃腐烂变质、过期及来源不明的食品。
2. 不吃被污染过的食品。
3. 生、熟食物分开。
4. 保持食物的安全温度。
5. 食用安全的水源和原材料。

6. 选择经过安全处理的、彻底烹调食品。

7. 注意手卫生，饭前便后洗手。

培训要点：

1. 了解食物中毒的特点。
2. 了解食物中毒的种类、原因及特点，常见有毒动植物的种类。
3. 了解食物中毒的症状。
4. 掌握食物中毒的处理及预防。

第三节　酒精中毒

酒精中毒是指由于短时间摄入大量酒精或含酒精饮料后，出现的中枢神经系统功能紊乱状态，多表现为行为和意识异常，严重者可致脏器功能损伤，导致呼吸循环衰竭，进而危及生命。酒精中毒相关并发症对患者造成的伤害可能会大于酒精本身造成的伤害。成人饮用酒精的中毒剂量有个体差异，一般为70 ~ 80g，致死剂量为250 ~ 500g。

一、酒精中毒的表现

急性酒精中毒分为3期：

1. 兴奋期：此期为轻度中毒，此时患者有欣快感、兴奋、头痛，随着饮酒量的增加，可出现饶舌、健谈、自负、情绪不稳定、易激怒，可有粗鲁或攻击行为，也可能表现为孤僻、沉默，简单对答基本正确，一般无大碍。

2. 共济失调期：此期为中度中毒，患者可出现言语含糊不清、视物模糊、复视、昏睡、肌肉运动不协调、行动笨拙、行走不稳等表现。此时若停止饮酒，一般能在数小时自行缓解。

3. 昏迷期：即重度中毒。随着饮酒量的进一步增加，患者进入昏迷期，此时患者出现深昏迷、大小便失禁、抽搐、心率快、血压下降、体温降低、呼吸慢而有鼾音，可危及生命。

二、酒精中毒的现场处理

轻度酒精中毒不需就医，可嘱患者多饮水，居家观察，必要时给予催吐；中度中毒者需要有人照料，侧卧位防止呕吐、误吸，密切观察患者情况，必要时送医院就诊；重度酒精中毒时需要送医院就诊。

1. 注意保暖，酒精中毒者血管扩张，寒冷的季节在室外极容易造成低体温，甚至心跳停止。

2. 保持患者侧卧位，防止呕吐窒息。患者酒精中毒后呕吐很常见，如患者昏迷，呕吐时一旦发生窒息，轻者会出现严重的吸入性肺炎，重者可能导致死亡。如果发生呕吐，应及时清除口腔内容物，避免窒息。

3. 急性酒精中毒剧烈呕吐可能会造成食管黏膜撕裂，引发消化道出血，出血量大时会危及生命。因此，一旦发现患者呕吐物中有血，应该及时就医。

4. 酒精中毒后患者常常出现烦躁不安或意识不清，自我保护力弱，因此酒精中毒后外伤很常见。此时需要有人陪伴照料，避免外伤的发生。

5. 酒精中毒后应该让患者躺在软床上，因为患者可能因昏迷无法翻身，长时间躺在硬地板上可能造成肌肉溶解、肾损伤。

6. 急性酒精中毒能导致已经存在的疾病恶化，诱发脑卒中和心脏病，需警惕，一旦出现剧烈头痛、喷射样呕吐、胸痛等相关症状，及时就医。

7. 类双硫仑反应：患者在服用某些药物（如头孢类抗生素）过程中饮酒或饮酒后服用某些药物出现类似服用戒酒药双硫仑反应，多在饮酒后半小时出现不适，表现为面部潮红、头痛、胸闷、气短、心率增快、四肢乏力、多汗、恶心、呕吐、视物模糊等，严重者可出现血压下降、呼吸困难、昏迷及惊厥，极个别引起死亡。症状较轻的类双硫仑反应一般不需要处理，症状一般持续 2 ～ 6 小时，严重者需送医院急诊科进行诊治。

培训要点：

1. 熟悉酒精中毒的临床表现。
2. 掌握酒精中毒的现场处理。

第四节　药物中毒

药物中毒是指用药剂量超过药物的中毒剂量而出现的毒性反应。不同药物的中毒剂量差异较大，部分药物在正常的治疗剂量下即可出现中毒，如去乙酰毛花苷、阿托品等。误服或服药过量以及药物滥用均可引起药物中毒。常见的导致中毒的药物包括西药、中药和农药。

一、药物中毒的表现

不同药物中毒后的表现差异较大，大多数口服药物中毒后首先表现为恶心、呕吐。根据中毒药物的种类不同，患者还可出现相应的表现，如昏迷、呕血、腹痛、心悸等。

二、药物中毒的现场处理

任何怀疑药物中毒的患者都应当及时送到医院急诊科进一步诊治。对于表现轻微的清醒患者可以让其多饮水，并催吐，之后安排去医院。如果患者出现意识不清，应注意患者是否出现了心脏骤停，判断方法为触摸患者颈动脉，如果颈动脉搏动不存在，说明患者已经出现了心脏骤停，应立即进行心肺复苏。如果患者仅表现为意识障碍，则保持患者头偏向一侧，防止呕吐误吸。在操作同时，尽快拨打“120”，将患者送至医院急诊科。在去医院的过程中，还应当注意以下问题：

1. 如果中毒者身边存留有药品包装和剩余药物，应当一同带到医院，以便进行药物检测。
2. 应立即拨打“120”急救电话，将患者送至医院急诊科。
3. 中毒昏迷者应取侧卧（昏迷）体位，以免呕吐物和分泌物误入气管而窒息。
4. 不要私自给患者服用所谓的“解毒剂”。
5. 催吐（仅可针对清醒患者）：口服中毒的患者可在现场进行催吐。胃在充满的情况下更容易催吐，可先让患者大量饮水，然后用筷子或者勺柄，触压咽弓和咽后壁，也可以直接用手，引起呕吐反应。可自行用手指伸入咽喉的深部，刺激咽后壁引起反射性呕吐，将已摄入的有毒食物呕出。

培训要点：

1. 了解药物中毒须立即到医院就诊。
2. 掌握药物中毒的处理原则，包括催吐方法和等待急救车时患者的安置。

第十一章 常见危化品中毒

培训目标：

1. 了解危化品的分类和特征
2. 了解危化品对人体的伤害
3. 掌握可能危化品暴露时现场处理
4. 了解不同危化品暴露的特征及应对原则

第一节 危化品中毒概述

一、危化品分类及特征

第一类：爆炸品，指在外界作用下（如受热、摩擦、撞击等）发生剧烈的化学反应，瞬间产生大量的气体和热量，使周围的压力急剧上升，对周围环境、设备、人员造成破坏和伤害的物品。

第二类：压缩气体和液化气体，指压缩的、液化的或加压溶解的气体。这类物品在受热、撞击或强烈震动时，容器内压力急剧增大，可导致容器破裂，物质泄漏。

第三类：易燃液体，此类物质在常温下易挥发，其蒸气与空气混合能形成爆炸性混合物。

第四类：易燃固体、自燃物品和遇湿易燃物品，这类物品易于引起火灾。

第五类：氧化剂和有机过氧化物，这类物品具有强氧化性，易引起燃烧、爆炸。

第六类：毒害品，指进入人或动物肌体后，累积达到一定量后，能与体液和组织发生生物化学作用或生物物理作用，扰乱或破坏肌体的正常生理功能，引起暂时或持久性的病理改变，甚至危及生命的物品。如各种氰化物、砷化物和化学农药等。

第七类：放射性物品，指能够自然向外辐射能量，发出射线的物质。

第八类：腐蚀品，指能灼伤人体组织并对金属等物品造成损伤的固体或液体。

二、中毒作用机理

1. 局部刺激、腐蚀作用：强酸、强碱可吸收组织中的水分，并与蛋白质或脂肪结合，使细胞变质、坏死。

2. 窒息作用：一氧化碳、硫化氢、氰化物等窒息性毒物通过不同的途径阻碍氧的吸收、转运和利用。因脑和心肌对缺氧敏感，易产生损害。

3. 麻醉作用：有机溶剂和吸入性麻醉药具有强亲脂性，脑组织和细胞膜脂类含量高，上述物质可通过血脑屏障进入脑内，从而抑制脑功能。

4. 抑制酶的活性：如氰化物抑制细胞色素氧化酶的活性；有机磷农药抑制胆碱酯酶的活性。

5. 干扰细胞膜和细胞器的生理功能。

三、中毒表现

化学物品急性中毒可表现为发绀、昏迷、惊厥、呼吸困难、排尿困难、休克等。另外，全身各器官或系统（皮肤黏膜、呼吸、循环、消化、泌尿、血液、神经等）根据中毒情况而异，出现的表现也不同。

1. 常见的有神经毒性、血液毒性、化学性肺损伤等。
2. 烧伤多见于爆燃事故，通常伴有复合伤。
3. 一氧化碳、一氧化氮、氰化氢和硫化氢等可起患者窒息。

四、中毒的分级标准

1. 轻度中毒：出现接触毒物所致相应器官（系统）轻度损害的表现。
2. 中度中毒：中毒严重程度介于轻、重度之间者。
3. 重度中毒：出现下列情况之一可诊断重度中毒：

（1）出现吸收毒物所致相应靶器官（系统）功能衰竭者。

（2）出现吸收毒物所致多器官（系统）功能损害者。

（3）急性中毒留有较重的后遗症者。

五、中毒现场处理

（一）现场处理注意事项

1. 选择环境安全的位置设置急救点。急救点应具备上风或侧风方向、安全距离等条件。
2. 做好自身及伤病员的个体防护。及时穿戴防毒面具和防护衣，或者用湿毛巾、湿纸巾等替代物品遮挡口鼻。
3. 防止继发性损伤。
4. 2 ~ 3 人为一组集体行动，以便相互照应。
5. 所用的救援器材需具备防爆功能。

（二）中毒的现场处理原则

1. 保持镇静，迅速向上风或侧风方向移动，及早脱离染毒现场至空气新鲜处。
2. 伤者出现呼吸困难应及时给氧，如发现中毒者出现呼吸、心脏骤停，应立即实施心肺复苏术，使其维持呼吸、循环功能。
3. 患者脱离污染区后，及时脱去外衣，用清水彻底清洗裸露皮肤、头发，保持呼吸道畅通，同时要保暖、静卧，密切观察伤情变化，呼叫，等待专业救援。
4. 头面部受污染时，要首先冲洗眼睛。冲洗时眼皮一定要掰开，如无冲洗设备，可把头埋入清洁水中，掰开眼皮，转动眼球洗涤。
5. 皮肤污染者应迅速脱去污染的衣物，用大量流动的清水冲洗至少 15 分钟，也可用中和剂（弱酸、弱碱性溶液）清洗。对于一些能和水发生反应的物质，应先用毛巾或纸吸除，再用水冲洗，以免加重损伤。冲洗要及时、彻底、反复多次。
6. 口服中毒者，若毒物为非腐蚀性物质，可用催吐的方法将毒物吐出，然后洗胃。误服强酸、强碱等腐蚀性强的毒物时催吐反而使食道、咽喉再次受到严重损伤，可服用牛奶、蛋清、豆浆、淀粉糊等，此时不能洗胃，也不能服用碳酸氢钠，以防胃胀气引起穿孔。

7. 化学性皮肤灼伤应迅速将衣服脱去，用流动清水冲洗降温，用洁净布覆盖创面后就医，新鲜创面上不要任意涂抹油膏或红药水，不要任意将水疱弄破，伤者口渴时，可以适量饮水或含盐饮料。

8. 及时就医，并向院方提供中毒的原因、毒物名称等信息。

培训要点：

1. 了解危化品分类。
2. 了解危化品的致伤机制。
3. 了解危化品中毒的表现。
4. 熟悉危化品中毒的常规处理原则。

第二节　氨气中毒

一、理化性质

氨气是具有高度水溶性、无色、碱性，具有强烈臭味的刺激性气体。

二、侵入途径

氨气主要经呼吸道吸入引起中毒。有强烈的黏膜刺激作用，主要作用部位是上呼吸道。吸入高浓度氨气可引起喉头水肿以致窒息。

1. 职业中毒：常见于农业肥料、制冷、制碱、制造硝酸等工业，亦可见于炸药、染料、塑料和一些药物的生产。

2. 生活中毒：家用清洁剂释放的氨气引起肺损伤罕见，少见于误服氨水。

三、中毒表现

吸入氨气后呼吸道损伤的程度与氨气浓度、接触时间、吸入深度有关。

1. 刺激反应：仅有一过性的眼和上呼吸道刺激症状，肺部无明显的阳性体征。

2. 轻度中毒：可出现流泪、咽痛、声音嘶哑、咳嗽、咳痰，并可伴有轻度头晕、头痛、乏力等症状，眼结膜、鼻黏膜、咽部充血水肿。

3. 中度中毒：吸入高浓度氨气后，可立即出现咽部烧灼痛、声音嘶哑、剧烈咳嗽、咳痰，有时痰中可有血丝；胸闷、呼吸困难，常伴有头晕、头痛、恶心、呕吐、食欲不振及乏力等症状，眼结膜和咽部明显充血、水肿，亦可出现呼吸频率增快、轻度发绀。

4. 重度中毒：长时间吸入高浓度氨气后，可出现频繁的剧烈咳嗽、咳大量粉红色泡沫状痰，同时出现胸闷、呼吸困难等表现。肺水肿出现时间较早，最短时间为 15 分钟，一般在 1 ~ 6 小时，常伴有喉头水肿、心悸、烦躁、恶心、呕吐或谵妄、昏迷、休克，亦可有心肌炎或心力衰竭。中毒后 3 ~ 7 天，气管、支气管黏膜坏死、脱落，呈块状、条状或树枝状，并发感染，体温增高。口腔、咽部黏膜充血、水肿、糜烂，白色假膜形成，呼吸窘迫，明显发绀。

5. 液氨接触：眼接触液氨或高浓度氨气可引起灼伤，严重者可发生角膜穿孔。皮肤接触液氨可致灼伤。

四、现场处理

1. 立即将患者移离中毒现场，并脱去污染衣物，注意保暖。及时拨打救援电话。
2. 如有急救包，可给予鼻导管吸氧、面罩吸氧。
3. 保持呼吸道通畅。
4. 眼部灼伤者，应立即用清水或3%硼酸溶液反复冲洗，至少15分钟。
5. 皮肤灼伤者，应立即用清水、3%硼酸液、2%醋酸液或食醋冲洗皮肤，以中和氨水，消除灼烧。
6. 及时就医进行专业治疗。

特别提示：

氨气是具有强烈刺激性臭味的气体，主要经呼吸道吸入引起中毒，吸入高浓度氨气可引起喉头水肿以致窒息。发生氨气泄漏，应在做好自我防护的基础上将中毒者移离中毒现场，急救关键是维持机体氧合，对喉头水肿、呼吸道灼伤并有呼吸困难的患者，现场可做环甲膜穿刺并及时拨打救援电话进行专业性治疗。

培训要点：

1. 了解氨气暴露的特点。
2. 掌握氨气暴露的现场处理。

第三节　氯气中毒

一、理化性质

液态氯为黄绿色液体，在常压下汽化成黄绿色气体，有剧烈刺激性和腐蚀性，人体吸入后能导致严重中毒，在日光下与其他易燃气体混合时可发生燃烧和爆炸。

二、侵入途径

主要通过呼吸道及皮肤接触引起中毒。

1. 工业中毒：氯气为强氧化剂，用途较为广泛，用于纺织、造纸工业的漂白，自来水的净化、消毒，镁及其他金属的炼制，生产农药、洗涤剂、塑料、橡胶、医药等各种含氯化合物。化工生产中，由聚乙烯与液氯合成为聚氯乙烯、氯化聚乙烯，广泛用于造纸、纺织、农药、有机合成、金属冶炼、化工原料等行业。

2. 生活中毒：饮用水消毒以及使用漂白、消毒产品。

三、中毒表现

氯对眼、呼吸系统黏膜有刺激作用。可引起迷走神经兴奋、反射性心脏骤停。

1. 刺激反应：出现一过性的眼及上呼吸道刺激症状。

2. 轻度中毒：主要表现为支气管炎或支气管周围炎，有咳嗽、咳少量痰、胸闷等症状。经休息和治疗，症状可于 1 ～ 2 天内消失。

3. 中度中毒：主要表现为支气管肺炎、间质性肺水肿或局限的肺泡性肺水肿。眼及上呼吸道刺激症状加重，胸闷、呼吸困难、阵发性呛咳、咳痰，有时咳粉红色泡沫痰或痰中带血，伴有头痛、乏力及恶心、食欲不振、腹痛、腹胀等胃肠道反应。轻度发绀，上述症状经休息和治疗 2 ～ 10 天逐渐减轻而消退。

4. 重度中毒：临床表现为：①吸入高浓度氯数分钟至数小时出现肺水肿，可咳大量白色或粉红色泡沫痰，呼吸困难、胸部紧束感，明显发绀，两肺有弥漫性湿性啰音；②喉头、支气管痉挛或水肿造成严重窒息；③休克及中度、深度昏迷；④反射性呼吸中枢抑制或心脏骤停所致猝死；⑤出现严重并发症如气胸、纵隔气肿等。

5. 慢性中毒：长期低浓度接触，可引起慢性支气管炎、支气管哮喘和肺水肿；可引起职业性痤疮及牙齿酸蚀症。

四、现场处理

1. 迅速撤离泄漏污染区人员至上风处并隔离，直至气体散尽，建议应急处理人员戴正压自给式呼吸器，穿化学防护服(完全隔离)。

2. 吸入急救：紧急情况下抢救或逃生时，迅速脱离现场至空气新鲜处。由于氯气的密度比空气大，能够与碱性的物质发生化学反应，所以可用浸湿小苏打或肥皂水的毛巾捂住口鼻跑向上风的高处。保持呼吸道通畅，呼吸困难时给输氧。给予 2% ～ 4% 碳酸氢钠溶液雾化吸入。

3. 皮肤接触急救：脱去污染的衣着，立即用水冲洗至少 15 分钟。若有灼伤，用 2% ～ 3% 碳酸氢钠溶液湿敷，按酸灼伤处理。

4. 眼睛接触急救：立即提起眼睑，用流动清水或生理盐水冲洗至少 15 分钟，给予 0.5% 醋酸可的松滴眼液及抗生素眼药水。

5. 及时就医进行专业性治疗。

特别提示：

氯气有剧烈刺激性和腐蚀性，与其他易燃气体混合可发生燃烧和爆炸，氯气对眼、呼吸系统黏膜有刺激作用，发生氯气泄漏，应在做好自我防护的基础上将中毒者移离中毒现场，掌握皮肤、眼睛的冲洗方法，及时拨打救援电话进行专业性治疗。

培训要点：

1. 了解氯气暴露的特点。
2. 掌握氯气暴露的现场处理。

第四节　硫化氢中毒

一、理化性质

硫化氢是具有刺激性可导致窒息的无色气体，具有“臭蛋样”气味，密度比空气大。极高浓度可很快引起嗅觉疲劳而不觉其味。低浓度接触仅有呼吸道及眼的局部刺激作用，高浓度时全身作用较明显，表现为中枢神经系统症状和窒息症状。

二、侵入途径

硫化氢通过呼吸道引起中毒。

1. 职业中毒：采矿、冶炼、化工、橡胶、鞣革、硫化染料、造纸、颜料、动物胶等工业中都有硫化氢产生。

2. 生活中毒：发酵池和蔬菜腌制池，有机物腐败、通风不良的场所如污水管道、沼泽地、阴沟，化粪池等均可有大量硫化氢逸出。火山喷气和矿下积水环境也常伴有硫化氢存在。

三、中毒表现

急性硫化氢中毒一般发病迅速，出现以脑和（或）呼吸系统损害为主的临床表现，亦可伴有心脏等器官功能障碍。临床表现可因接触硫化氢的浓度等因素不同而有明显差异。

1. 轻度中毒：轻度中毒主要表现为刺激症状，包括流泪、眼刺痛、流涕、咽喉部灼热感，或伴有头痛、头晕、乏力、恶心等症状。检查可见眼结膜充血，脱离接触后短期内可恢复。

2. 中度中毒：接触高浓度硫化氢后以脑病表现最为显著，可出现头痛、头晕、易激动、步态蹒跚、烦躁、意识模糊、谵妄，癫痫样抽搐可呈全身性强直阵挛发作等，可突然发生昏迷，也可发生呼吸困难或呼吸、心脏骤停。

3. 重度中毒：接触极高浓度硫化氢后强烈刺激颈动脉窦，反射性地引起呼吸停止；也可直接麻痹呼吸中枢而立即引起窒息，发生“电击样”死亡，即在接触后数秒或数分钟内呼吸骤停，数分钟后可发生心脏骤停；死亡前一般无先兆症状，可先出现呼吸深而快，随之呼吸骤停。

四、现场处理

1. 迅速脱离现场，作业人员应学会自救互救。进入限制性空间或其他高浓度区作业，需有人监护。一旦出现中毒，应迅速撤离泄漏污染区至上风处，切断火源。应急处理人员戴自给正压式呼吸器，穿防护服，防止次生事故发生。及时将中毒者带离现场并抢救，可降低死亡率。

2. 维持生命体征，应立即脱去中毒者被污染的衣物，有条件时立即给予吸氧。对呼吸心跳停止者立即进行胸外心脏按压，人工呼吸建议应用简易呼吸器，在施行口对口人工呼吸时，施行者应防止吸入患者呼出的气体或衣服内逸出的硫化氢，以免发生二次中毒。

3. 及时转送医院进行专业性治疗。

特别提示：

高浓度的硫化氢可导致“电击样”死亡，并有可能在施救的过程中发生二次中毒。一旦发生硫化氢泄漏，应在做好自我防护的基础上将中毒者移离中毒现场，呼吸心跳停止者立即进行胸外心脏按压，人工呼吸应使用简易呼吸器，及时拨打救援电话进行专业性治疗。

培训要点：

1. 了解硫化氢气体暴露的特点。
2. 掌握硫化氢气体暴露的现场处理。

第五节　甲醇中毒

一、理化性质

甲醇为无色、透明，略有乙醇味的液体，是工业酒精的主要成分之一。摄入甲醇 5 ~ 10ml 就可引起中毒，30ml 可致死。

二、侵入途径

主要是误服甲醇或吸入甲醇蒸气引起中毒。

1. 职业中毒：主要见于甲醇的生产、搬运和以甲醇为原料或溶剂的工业及在用甲醇制造甲醛或生产纤维素、摄影胶片、防冻液和变性剂等接触甲醇的人员。

2. 生活中毒：少见于企图自杀者。多数为误服甲醇污染的酒类或饮料，近年来，假酒造成的急性甲醇中毒事件屡有发生。假酒多系用甲醇或含甲醇浓度很高的工业酒精勾兑而成。

三、中毒表现

1. 甲醇的眼毒性：甲醇特异性损害视乳头和视神经，导致视乳头水肿、视神经髓鞘破坏和视神经损害。临床表现为畏光、重影、视野缺损，眼底检查为充血、视乳头水肿等。

2. 甲醇的神经毒性：甲醇抑制细胞色素氧化酶，引起组织缺氧，导致细胞和髓鞘损害。

3. 急性中毒：主要见于误服甲醇或含甲醇的工业酒精勾兑的酒类或饮料，或吸入大量甲醇蒸气所致，临床表现为中枢神经系统症状、眼部损害及代谢性酸中毒，可并发急性胰腺炎、心律失常、转氨酶升高和肾功能减退等。潜伏期 8 ~ 36 小时，若同时摄入乙醇，可使潜伏期延长。中毒早期呈酒醉状态，出现头昏、头痛、乏力、嗜睡或失眠症状，很少出现乙醇中毒时的欣快感；严重者出现谵妄、意识模糊、昏迷甚至死亡。双眼可有疼痛、视物模糊或复视，视力突然下降、甚至失明。

4. 慢性中毒：可出现视力减退、视野缺损、视神经萎缩，可伴有神经衰弱综合征和自主神经功能紊乱等。

四、现场处理

1. 立即移离现场，脱去污染的衣服，皮肤污染者应用流动清水进行冲洗，时间不少于 15 分钟。

2. 呼吸循环支持治疗，保持呼吸道通畅，突发呼吸骤停应立即进行心肺复苏。

3. 眼损伤者应在冲洗后用纱布或眼罩遮盖双眼，避免光线直接刺激。

4. 口服中毒患者，视病情采取催吐措施。
5. 及时送医进行专业性治疗。

特别提示：

甲醇为无色、透明、略有乙醇味的液体，中毒主要表现为头昏、头痛、视力突然下降甚至失明。发生甲醇泄漏或误服应及时清洗皮肤、冲洗眼并催吐或洗胃，用纱布或眼罩遮盖双眼，避免光线直接刺激，及时拨打救援电话进行专业性治疗。

培训要点：

1. 了解甲醇暴露的特点。
2. 掌握甲醇暴露的现场处理。

第六节　苯中毒

一、理化性质

苯系无色、有芳香气味的油状液体。多作为溶剂和稀释剂，易挥发，易燃、易爆。

二、侵入途径

苯主要以蒸气状态经呼吸道吸入，皮肤仅少量吸收，消化道吸收完全。

1. 职业中毒：苯工业上用作溶剂、稀释剂和化工原料。短时间处在通风不良的含苯的作业场可引起急性或慢性中毒。

2. 生活中毒：主要见于装修污染及误服。

三、中毒表现

1. 急性苯中毒：主要表现为中枢神经系统抑制症状，轻者酒醉状，伴恶心、呕吐、步态不稳、幻觉、哭笑失常等。重者意识丧失、肌肉痉挛或抽搐、血压下降、瞳孔散大，可因呼吸麻痹死亡。个别病例可有心室颤动。

2. 慢性苯中毒：长期接触低浓度的苯可引起慢性苯中毒，慢性毒作用除影响神经系统外，还主要影响骨髓造血功能，表现为再生障碍性贫血和致白血病作用。

四、现场处理

1. 急性吸入中毒：最主要的抢救措施是将患者尽快脱离中毒现场，移到新鲜空气环境，脱去污染衣物，以温肥皂水清洗皮肤，注意保暖。清醒病人嘱其深呼气，使苯从呼气中迅速大量排出，症状可逐渐消失；昏迷病人则应保持其气道通畅并辅助其增加呼吸力度。患者只要有心跳，通常可以获救。如心跳、呼吸停止，首先应进行心肺复苏术。禁止注射肾上腺素，因可诱发心室颤动。

2. 急性口服中毒：可以采用催吐的方式，可以自配生理盐水，一般用普通的蒸馏水然后放盐进行洗胃。患者大量饮水刺激咽部进行催吐。同时应注意保护气道，防止呕吐物误吸。

3. 立即送医院诊治。

特别提示：

急性苯中毒主要以蒸气状态经呼吸道吸入引起，慢性中毒可引起再生障碍性贫血和白血病，了解苯的危害对预防中毒意义重大。

培训要点：

1. 了解苯暴露的特点。
2. 掌握苯暴露的现场处理。

第七节　甲烷中毒

一、理化性质

甲烷是结构最简单的碳氢化合物，无色、无味，极难溶于水。通常情况下，甲烷比较稳定，与高锰酸钾等强氧化剂、强酸、强碱不发生反应。

二、侵入途径

甲烷通过呼吸道引起中毒。

1. 职业中毒：甲烷是一种很重要的燃料，是天然气的主要成分，约占 87%。可用作燃料及制造氢、一氧化碳、炭黑、乙炔、氢氰酸及甲醛等物质的原料。

2. 生活中毒：在沼泽地、污水沟或粪池里，都有沼气的存在，当人接触上述气体时，可能造成甲烷中毒。

三、中毒表现

甲烷基本无毒，但浓度过高时，使空气中氧含量明显降低，可使人窒息。

1. 急性毒性：空气中甲烷达到 25% ~ 30% 时，可引起头昏、呼吸加速、运动失调。达到 25% ~ 30% 时，可引起头痛、头晕、乏力、注意力不集中、呼吸和心跳加速、共济失调。空气中甲烷浓度高会导致人因缺氧窒息从而引起中毒。皮肤接触液化的甲烷，可致冻伤。

2. 危险特性：易燃，与空气混合能形成爆炸性混合物，遇热源和明火有燃烧爆炸的危险。

四、现场处理

1. 出现甲烷泄漏时，应迅速撤离泄漏污染区人员至上风处，并进行隔离，严格限制出入，切断火源，尽可能切断泄漏源。合理通风，加速扩散。

2. 立即将中毒者抬离中毒环境，移到通风透气地方，使患者平卧，解开衣领、腰带，同时注意保暖，症状较轻者一般几分钟中毒症状基本可以缓解。

3. 密切观察中毒者呼吸心跳情况，一旦出现呼吸心跳停止，立即进行心肺复苏。

4. 皮肤或眼睛接触液态甲烷会致冻伤，应及时就医。

5. 及时转送医院进行专业性治疗。

培训要点：

1. 了解甲烷暴露的特点。
2. 掌握甲烷暴露的现场处理。

第八节　二氧化硫中毒

一、理化性质

二氧化硫是无色、高度水溶性、有辛辣气味的刺激性气体，是大气主要污染物之一。

二、侵入途径

二氧化硫通过呼吸道引起中毒。由于溶解性高，在上呼吸道与水接触生成硫酸和亚硫酸，引起黏膜损伤，造成一系列临床症状。

1. 职业中毒：广泛用于工业，是硫矿、造纸业、矿物燃料燃烧的副产品，煤和石油通常都含有硫化物，因此燃烧时会生成二氧化硫。

2. 生活中毒：大气污染，火山爆发。

三、中毒表现

1. 急性中毒：吸入二氧化硫后患者会很快出现流泪、畏光、视物不清，鼻、咽、喉部烧灼感及疼痛，咳嗽等眼结膜和上呼吸道刺激症状。较重者可有声音嘶哑、胸闷、胸骨后疼痛、剧烈咳嗽、心悸、气短、头痛、头晕、乏力、恶心、呕吐及上腹部疼痛等。可出现眼结膜充血水肿，鼻中隔软骨部黏膜小块发白的灼伤，两肺可闻干湿啰音。严重者发生支气管炎、肺炎、肺水肿，甚至呼吸中枢麻痹，如当吸入浓度高达 5240mg/m^3 时，即引起喉痉挛、喉水肿，迅速死亡。液态二氧化硫污染皮肤或溅入眼内可造成皮肤灼伤和角膜上皮细胞坏死，形成白斑、疤痕。

2. 慢性影响：长期接触低浓度二氧化硫，可引起嗅觉、味觉减退、甚至消失，头痛、乏力、牙齿酸蚀、慢性鼻炎、咽炎、气管炎、支气管炎、肺气肿、肺纹理增多，弥漫性肺间质纤维化及免疫功能减退等。

四、现场处理

1. 迅速脱离现场至空气新鲜处，保持呼吸道通畅，如呼吸困难，给予输氧，如呼吸停止，立即进行人工呼吸。

2. 用生理盐水或清水彻底冲洗污染的皮肤。皮肤接触立即脱去污染的衣物，用大量流动清水冲洗，至少 15 分钟；眼睛接触应提起眼睑，用流动清水或生理盐水冲洗。

3. 对吸入高浓度二氧化硫有明显刺激症状但无体征者，应密切观察不少于 48 小时，并对症治疗。

4. 及时就医进行对症及支持治疗。

特别提示：

二氧化硫是大气主要污染物之一，由于二氧化硫溶解性高，在呼吸道与水接触生成硫酸和亚硫酸，引起黏膜损伤，造成一系列临床症状。发生二氧化硫中毒时，应迅速将中毒者转移到空气新鲜的地方，保持其呼吸道通畅，及时拨打救援电话进行专业性治疗。

培训要点：

1. 了解二氧化硫气体暴露的特点。
2. 掌握二氧化硫暴露的现场处理。

第九节 汽油中毒

一、理化性质

汽油在常温下为无色至淡黄色的易流动芳香味液体，难溶解于水，易燃，主要用作汽车点燃式内燃机的燃料。空气中含量为 74 ～ 123g/m^3 时，遇火可发生爆炸。

二、侵入途径

汽油主要通过吸入、食入、经皮吸收引起中毒。

1. 职业中毒：工业泄漏。
2. 生活中毒：误吸或口服汽油。

三、中毒表现

1. 急性中毒：汽油对中枢神经系统有麻醉作用。轻度中毒患者可有类似“酒醉样”症状，有头晕、头痛、恶心、呕吐、步态不稳、共济失调、视物模糊、精神恍惚，并可能引发癔病发作。高浓度吸入可出现中毒性脑病，出现昏迷、抽搐等严重的心、脑血管系统症状。极高浓度吸入引起意识突然丧失、反射性呼吸停止。如不慎将汽油吸入肺部，则会引发吸入性肺炎。溅入眼内可致角膜溃疡、穿孔，甚至失明。皮肤接触可致急性接触性皮炎，甚至灼伤。吞咽引起急性胃肠炎，重者出现类似急性吸入中毒症状，并可引起肝、肾损害。

2. 慢性中毒：可引发神经衰弱综合征、自主神经功能症状类似精神分裂症和皮肤损害。

四、现场处理

1. 迅速撤离泄漏污染区人员至安全区，并进行隔离，严格限制出入，切断火源。

2. 皮肤接触：立即脱去被污染的衣物，用肥皂水和清水彻底冲洗皮肤至少 15 分钟。

3. 眼睛接触：立即提起眼睑，用大量流动清水或生理盐水彻底冲洗。

4. 吸入：迅速脱离现场至空气新鲜处。保持呼吸道通畅。如呼吸困难，给予输氧。如呼吸停止，立即进行人工呼吸。

5. 口服中毒：立即服色拉油 200 毫升或饮用牛奶，或取 2 ～ 3 个鸡蛋清口服以减少吸收。

6. 灭火方法：喷水冷却容器，可能的话将容器从火场移至空旷处。使用灭火剂包括：泡沫、干粉、二氧化碳。用水灭火无效。

7. 及时就医进行专业性治疗。

特别提示：

汽油为芳香味液体，难溶解于水，易燃、易爆，对中枢神经系统有麻醉作用，发生汽油泄漏时，应迅速撤离人员至安全区，切断火源，及时拨打救援电话进行专业性治疗。

培训要点：

1. 了解汽油暴露的特点。
2. 掌握汽油暴露的现场处理。
3. 掌握汽油燃烧的灭火技术。

第十节　甲醛中毒

一、理化性质

甲醛为无色有刺激性气体，易溶于水，强还原剂，在碱性溶液中，还原性更强，其蒸气与空气形成爆炸性混合物，遇明火、高热能引起燃烧爆炸。在空气中能缓慢氧化成甲酸。

二、侵入途径

通过人体呼吸道及皮肤接触引发呼吸道炎症和皮肤炎症，还会对眼睛产生刺激。甲醛能引发过敏，还可诱发癌症。

1. 工业中毒：木材工业、纺织产业、防腐溶液、化工产品。聚甲醛又称“赛钢”，因其性能优良，在工业机械、汽车制造、电子电器等诸多工业领域都有着广泛应用。

2. 生活中毒：生活中对人体造成伤害的甲醛无处不在。涉及的物品包括家具、木地板、泡沫板；童装、免烫衬衫；快餐面、米粉；水泡鱿鱼 、海参、牛百叶、虾仁；化妆品、清洁剂、杀虫剂、消毒剂、防腐剂、印刷油墨、纸张等。甲醛还可来自于车椅座套、坐垫和车顶内衬等车内装饰装修材料。甲醛也来自室外空气的污染，如工业废气、汽车尾气、光化学烟雾等在一定程度上均可排放或产生一定量的甲醛。新装修的房间甲醛含量较高，工厂使用含甲醛的染色助剂，特别是一些生产厂家为降低成本，使用甲醛含量极高的廉价助剂，对人体十分有害。

三、中毒表现

1. 急性中毒：甲醛有刺激性气味，低浓度即可嗅到，甲醛在室内达到一定浓度时，人就有不适感。甲醛浓度大于 $0.08mg/m^3$ 可引起眼红、眼痒、咽喉不适或疼痛、声音嘶哑、喷嚏、胸闷、气喘、皮炎等。甲醛浓度过高会引起急性中毒，表现为咽喉烧灼痛、呼吸困难、肺水肿、过敏性紫癜、过敏性皮炎、转氨酶升高、黄疸等。

2. 慢性中毒：长期、低浓度接触甲醛会引起头痛、头晕、乏力、感觉障碍、免疫力降低，并可出现瞌睡、记忆力减退或神经衰弱、精神抑郁；慢性中毒对呼吸系统的危害也很大，长期接触甲醛可引发呼吸功能障碍和肝中毒性病变，表现为肝细胞损伤、肝辐射能异常等。

四、现场处理

1. 立即脱离现场，及时脱去被污染的衣物，对受污染的皮肤使用大量的清水彻底冲洗，再使用肥皂水或 2% 碳酸氢钠溶液清洗。溅入眼内须立即使用大量的清水冲洗。

2. 保持呼吸道通畅，给予支气管解痉剂，必要时行气管切开术。

3. 短期内吸入大量的甲醛气体后，出现上呼吸道刺激反应者至少观察 48 小时，避免活动后病情加重。

4. 及时就医，对症处理，治疗并发症。

培训要点：

1. 了解甲醛暴露的特点。
2. 掌握甲醛暴露的现场处理。

11

第五部分　常见灾害避险原则

第十二章 火　灾

一、对人体的危害

火灾除造成皮肤组织烧伤外，吸入大火燃烧时产生的大量高温气体、有毒烟雾、粉尘颗粒以及化学物质可导致死亡。高温和化学物质造成从鼻到肺的呼吸道损伤。这种损伤可以引起干咳、咽喉和胸口疼痛、呼吸困难等症状。在火灾中，烟雾致死的人数是烧伤致死的 4 ~ 5 倍。一氧化碳是火灾烟雾中最常见的致死性有毒气体。一氧化碳浓度在空气中达到 1.3% 时，呼吸 2 ~ 3 次就会失去知觉，呼吸 1 ~ 3 分钟就可能导致死亡。

特别提示：

火灾伤害不仅仅是热损伤，还包括有毒气体和烟尘吸入造成的损伤。

二、火灾的阶段

1. 初期阶段（3 ~ 5 分钟）：燃烧面积不大，烟气流动速度缓慢，火焰辐射出的能量较少，温度上升不快，火情较易控制。

2. 发展阶段（5 ~ 10 分钟）：燃烧强度增大，载热 500℃以上的烟气流加上火焰的辐射热作用，需要投入较多力量才能灭火。

3. 猛烈阶段（10 ~ 15 分钟）：燃烧面积扩大，空间温度急速上升，此阶段燃烧强度最大，热辐射最强，温度和烟气对流达到最大限度，燃烧中的材料和结构的机械强度受到破坏，易发生变形或倒塌。是最难扑灭阶段。

4. 下降和熄灭阶段：是火势被控制以后，火势逐渐减弱直至熄灭阶段。

三、火灾逃生原则

（一）火灾逃生八忌

一忌惊慌失措；　二忌盲目呼喊；
三忌贪恋财物；　四忌乱开门窗；
五忌乘坐电梯；　六忌随意奔跑；
七忌方向错误；　八忌轻易跳楼。

（二）火灾逃生注意事项

1. 到陌生的地方应当先熟悉安全通道、出口。一旦发生火灾，选择最近的安全逃生路线，寻找安全地点避险。切忌习惯性选择从原路逃生，避免盲目跟随他人逃生，避免盲目向光亮处（常常为火灾最严重处）逃生，以免浪费宝贵的逃生时间。

2. 发现其他房间或楼层起火，不要轻易打开房门，应当关闭、封闭与火场相连的门窗，可用湿被单和衣物等将门缝封住，并泼水降温。

3. 从烟火中逃生时应当注意防护。将毛巾沾水后拧干至不滴水的状态，并折成 8 层，可挡住 100% 的烟和 40% ~ 60% 的有毒气体。用其捂住口鼻，减轻烟雾对呼吸道的损伤，尽快冲出浓烟环境。因为距离地面 30 ~ 60 厘米高度的有毒烟雾较少，所以向外逃生应当采取低姿弯腰行走。

4. 房门把手感到烫手说明大火已经到门外，切忌开门，应当在室内等待救援人员。

5. 高层建筑发生火灾，逃生时切忌乘坐电梯和在无保护下从高处跳下，可用绳索或结实的布条栓在稳固的窗框或阳台上，滑落逃生。有条件的可登上房顶或高楼层（不超过 16 层，因为目前云梯高度一般可达 40 ~ 60 米，相当于 12 ~ 16 层楼高度）并采取有效的防烟、防火措施，等待救援。

6. 公共场所发生火灾时，保持镇静，按秩序从多个安全出口按上述逃生原则尽快疏散，同时防止拥挤、踩踏。在人流中，可握拳屈曲双臂放在胸前，以备万一跌倒被踩踏后仍可保持最低限度的胸廓扩张幅度。

四、火灾自救互救方法

1. 尽快尽量扑灭初起火源。

2. 迅速熄灭伤者身体上的火焰，减轻烧伤，但不可将灭火器直接向人体喷射，以防化学损伤。热损伤的肢体可用冷水冲洗 20 ~ 30 分钟，冷敷或浸泡，降低皮肤温度，减轻烧伤和疼痛感，其中 0 ℃水的冷疗止痛效果最明显。

3. 保护创面，切忌在烧伤处涂抹各种药水和药膏。可用防粘连敷料可覆盖和包裹烧伤创面。有水疱者不可挑破，避免创面受污染。

4. 呼吸道损伤和烟气中毒的伤员容易窒息和呼吸停止，应当立即送往医院进行救治。

5. 搬运烧伤患者，动作要轻柔、平稳，尽量不要拖拉、滚动，以免加重皮肤损伤。

五、日常防火减灾措施

1. 安全用电，不乱接电线，人走断电，大功率电器应当选用优质、避雷接线板。

2. 安全用火，不卧床吸烟，不乱扔烟头，教育儿童不可玩火。

3. 避免形成面粉等粉末颗粒高浓度状态，以免造成爆燃。

4. 常备火灾逃生器具：家用灭火器、应急逃生绳、简易防烟面具、手电筒，并放置在随时可取的位置。

5. 保持逃生通道和安全出口通畅，切勿堆放杂物。

培训要点：

1. 了解火灾致伤机制。
2. 了解火灾分期。
3. 了解火灾逃生禁忌和注意事项。
4. 了解火灾的预防措施。

第十三章 地　震

一、地震的背景知识

1. 地震又称地动，是地壳快速释放能量过程中产生的震动，并伴随地震波的一种自然现象，为我国自然灾害之首。按照形成原因可分为构造地震、火山地震、陷落地震和诱发地震。通常 5 级以上的地震才会造成破坏。

2. 地震的发生主要是由于地壳的运动，主要为上下颠簸（纵波运动）和左右摇晃（横波运动）。纵波运动比横波运动速度快，一般在纵波 10 秒钟左右方才感觉到横波运动，横波破坏性更大。逃生的机会就是在横波到来之前的数秒钟内，称为“12 秒自救机会”。

3. 震后 12 小时内是抢救压埋人员的最有效时段。震后 20 分钟，压埋人员抢救成功率为 98.3%；震后 1 小时，压埋人员抢救成功率为 63.7%；90% 的幸存者是在震后最初 24 小时内救出的，这 24 小时被称为“黄金 24 小时”。

二、地震的损伤机制

1. 机械性外伤：一般占地震伤员的 95% ~ 98%，易造成头面部外伤、脊椎损伤、四肢外伤，夜间地震易造成胸部和骨盆损伤。地震导致死亡的主要原因是创伤性休克。长时间（1 ~ 6 小时）被压埋极易造成“挤压综合征”，表现为受压肢体严重肿胀，皮肤点状出血、红斑或大水疱，感觉麻木，活动受限。

2. 压埋窒息伤：身体或口鼻被压埋，从而发生窒息。

3. 感染：伤口易发生严重感染，破伤风等特殊感染显著增加。

4. 完全性饥饿：因长时间被困于废墟，缺乏食物和饮水所致。

5. 精神障碍：经历灾难性事件后人脑会形成警觉反应，当这种反应失控时，就会发生创伤性心理应激障碍。

6. 地震的次生灾害：由地震引发的火灾、水灾、有毒物质泄漏和疫病流行等灾害。

三、地震逃生原则

（一）室内避险

1. 收到预警信号或发现地光、地声，应尽快观察周围环境，决定选择撤离还是就地避险。就地避险的原则是伏地、遮挡、抓牢。

2. 如室内已经有强烈震感，应当就地避险。此时门窗受压变形不易打开。选择合适的避震空间，如跨度较小的厨房、卫生间、内墙或承重墙墙根、墙角及有水管和暖气管道等处。

3. 保持镇静，避免浪费体力，勿错失宝贵的 12 秒逃生机会，切忌乱挤、乱跑，应当在两次震感的间歇期听从统一的疏导指挥，有秩序地迅速从安全通道疏散到安全空旷的地方。

4. 正确的自我保护姿势：选择好躲避处后应当蹲下或坐下，面朝下，额头枕在两臂上或抓住桌腿等身边牢固的物体，以免地震时摔倒或因身体失控移位而受伤；尽可能的保护头颈部，保护眼睛，低头、闭眼，以防异物伤害；保护口、鼻，如有湿毛巾可捂住口、鼻，以防灰土、毒气进入体内。

5. 注意切断电源、煤气开关，防止起火爆炸。

（二）室外避险

1. 远离高大建筑物、窄小胡同、街道、高压线，注意保护头部，防止砸伤。

2. 在山区应当远离悬崖峭壁，避免因山体坍塌移动和发生泥石流而受伤。

3. 在海边应当向高处转移，以免被地震引起的海啸吞没。在沟渠、江河边应当迅速后撤，以免被大浪掀入水中。

（三）地震的逃生误区

1. 呼喊逃跑，扰乱逃生。

2. 躲在高大不稳固或重物、易碎物旁。要避开墙体的薄弱区域，例如门窗、玻璃幕墙附近等。同时头部的保护最为重要。

3. 站在危险物附近，碰到高压线等高危设施倒塌后盲目撤离，因为此时盲目逃生很可能引起爆炸、触电等次生事故危及生命。

4. 乘坐电梯：地震时电梯容易出现故障；如果在搭乘电梯时遇到地震，要立刻将各层按钮全部按下，如若电梯能及时停止，则迅速离开电梯，也可尝试通过电梯中的呼救电话联系求助。

5. 躲避在地窖、隧道或地下通道内，因为地震时出口极易被碎石瓦砾填满或堵塞。

6. 已经撤到室外再折返室内取物，余震时可能再次威胁生命。

四、地震自救互救方法

（一）自救

1. 保持镇静和信心，保护自己，维持生命，耐心等待救援。控制情绪或闭目休息，避免哭喊、急躁和盲目行动，可向有光线和空气流通的地方移动。

2. 如果仅是被困，无受伤或轻伤，最重要的就是保持体力，同时想方设法发出求救信号。例如间断敲打墙壁发出声音，夜间利用手电筒光线等。搜寻食物和水源，延续生命。

3. 大地震后，常常会有多次余震发生，因此要尽量改善所处环境。首要是保护呼吸道畅通，移开头颈部、胸部杂物。闻到煤气等有毒气体时，用湿布等捂住口鼻；避开易坍塌掉落物体；扩大和稳定生存空间，使用坚固的木棍等支撑建筑，以防环境恶化。

4. 如受伤，要利用能够得到的物品包扎止血。

（二）互救

1. 互救的前提是确保自身的安全，需要在持续的安全评估下进行。

2. 注意搜听压埋者的呼救、呻吟、敲击声等。发现受困者后，第一时间求救，组织更多或专业的人员施救。

3. 暴露伤者头部，保护眼睛（埋压时间较长人员，救出后要用深色布料遮挡双眼），清除口鼻异物，尽量暴露胸腹部。

4. 不能盲目搬动，尤其是肢体麻木不能活动，则应当怀疑脊柱损伤，搬动时要格外小心。应当注意保持患者头部与身体轴线一致，脊椎水平轴线切记稳定，用硬板或脊柱板和颈托固定，防止加重损伤。应设法暴露全身，查明伤情，采取对症止血、包扎、固定等处置。伤口污染严重的应当争取尽早用清水冲洗后再包扎，减少感染可能。

5. 如受困者肢体被重物压埋，不能盲目移走重物。如受压时间小于 1 小时，可以尽快搬移重物；如受压面积大，且受压时间超过 1 小时，受压肢体末端发黑，应当尽可能让伤员口服碱性饮料，伤肢不要抬高，对受伤部位进行固定，严禁活动，不要按摩和热敷，有开放性伤口和活动性出血者应当给予止血，但不能加压包扎，如解除压迫有可能危及生命，可酌情使用止血带，再尽快移除重物，以防止挤压综合征的发生（图 13-1）。

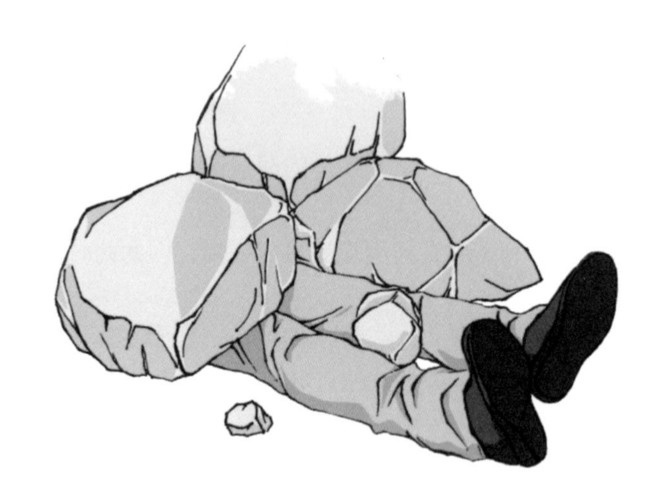

图 13-1　挤压伤伤员不能盲目去除压迫物体

6. 如短时间内无法解救受困者，应当建立通风孔道，予以新鲜空气、食物、饮水和保暖等支持措施，守护安慰，并尽快调动专业救援人员到位。

7. 根据建筑物结构，先确定被压埋人员位置，再进行挖掘，防止余震再次损伤和压埋。接近受困者时，尽量用手挖刨，避免工具误伤。

8. 关注特殊人群，对老幼病残孕以及有慢性疾病患者加以关照，防止和减少应激反应和病情并发。

五、地震减灾措施

1. 准备手电筒和备用电池、蜡烛、火柴、哨子等。
2. 准备至少 1 周左右的饮用水。
3. 准备至少 1 周所需量的罐头食品和压缩饼干。
4. 准备医用 / 旋压式止血带和纱布等创伤处置物资。
5. 准备消炎药等常用药品。
6. 准备雨具和保暖隔湿衣物和鞋子，保温毯。
7. 准备简单的工具（裁纸刀、老虎钳、改锥、扳手、应急照明灯等），以便逃生和露天生活时使用。
8. 保持手机电量充足，准备备用充电设备。在灾区每半小时开机检查一次通讯信号。

9. 佩戴安全头盔可使生存概率至少提高三成。

10. 救灾包应当分成 2 ～ 3 个小包，便于取用。

11. 参加减灾防灾教育活动，提高抵御灾害风险知识和相应技能。

培训要点：

1. 掌握地震“12 秒自救时间”和“黄金 24 小时”抢救伤员时间。
2. 熟悉地震可能造成的损伤。
3. 掌握地震自救原则和方法。
4. 掌握地震搜救原则和方法。
5. 掌握地震防灾减灾措施。